U0014012

COLOR ME CALM

畫畫讓我心平靜

100幅幫助靜心與舒壓的著色畫

100 coloring templates formediation and relaxation

畫畫讓我心平靜
100幅幫助靜心與舒壓的著色畫

COLOR ME CALM
100 coloring templates for mediation and relaxation

作　　者　蕾西·馬可洛
　　　　　（Lacy Mucklow, MA. ATR-BC, LPAT）
繪　　圖　安琪拉·波特
　　　　　（Angela Porter）

譯　　者　吳琪仁
總 編 輯　汪若蘭
版面構成　賴姵伶
封面設計　賴姵伶
行銷企畫　高芸珮

發 行 人　王榮文
出版發行　遠流出版事業股份有限公司
地　　址　臺北市南昌路2段81號6樓
客服電話　02-2392-6899
傳　　真　02-2392-6658
郵　　撥　0189456-1
著作權顧問　蕭雄淋律師

2015年8月1日　初版一刷
定價　新台幣350元
如有缺頁或破損，請寄回更換

有著作權·侵害必究
ISBN：978-957-32-7648-7
遠流博識網：http://www.ylib.com
E-mail：ylib@ylib.com

國家圖書館出版品預行編目(CIP)資料

畫畫讓我心平靜 / 蕾西.馬可洛(Lacy Mucklow)文；安琪拉.波特(Angela Porter)圖；吳琪仁譯. -- 初版. -- 臺北市：遠流, 2015.08
　　面；　公分
　　譯自：Color me calm
　　ISBN 978-957-32-7648-7(平裝)

1.藝術治療 2.宗教療法

　　　　　418.986　　　104008244

COLOR ME CALM

畫畫讓我心平靜

100幅幫助靜心與舒壓的著色畫

100 coloring templates formediation and relaxation

美國認證藝術治療師 蕾西・馬可洛／文
Lacy Mucklow, MA. ATR-BC, LPAT, LCPAT

安琪拉・波特 Angela Porter／圖

遠流出版公司

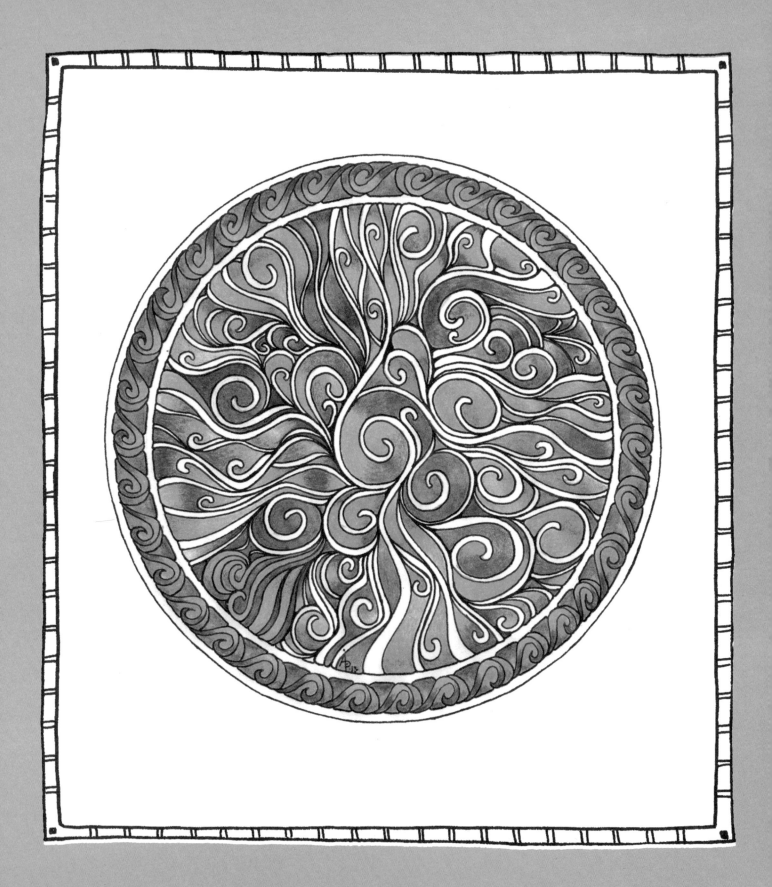

目錄
CONTENTS

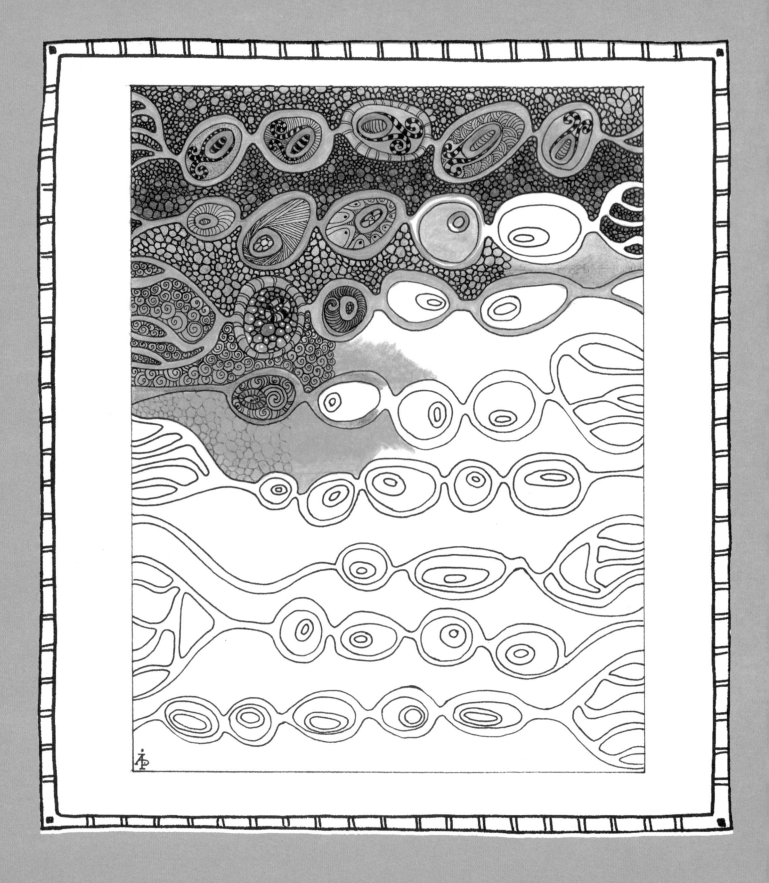

前言
INTRODUCTION

為什麼我們要做一本大人的著色書？當我們還是孩子的時候，多半會把自己喜歡的卡通人物或書本上的圖，用喜歡的色筆塗上顏色。但是當我們漸漸長大，肩上背負著越來越多的責任後，我們就把小時候單純喜歡做的事擺在一旁了。

其中的一件事就是塗顏色，這是每個人都可以辦到的事，即使你沒有經過特別的指導或訓練，只要你喜歡，要畫得很精細，或是大概地畫，怎麼畫都可以。對很多人來說，有畫好的輪廓可以讓人沒那麼焦慮，而能夠自己畫上顏色，則可以讓畫畫的感受更獨一無二。動手塗上色彩也是一種靜心的過程，單單從色鉛筆或彩色筆中挑選自己喜愛的顏色，就能讓人心情安靜下來，並且在塗顏色的動作中，專注於自己的心思意念，發揮自己的創意。

不論你是不是學過畫畫，著色是沒有對錯可言，要怎麼畫這本書的圖都可以；你有絕對的自由想怎樣塗上顏色都可以，只要你覺得好看就好。就概念上來說，本書的圖可以分為幾類，能在各地找到，而且都是讓人感覺放鬆的圖形，例如曼陀羅（常常用來集中心神、靜心與沉澱）、從大自然擷取的圖樣與圖形（通常都會讓人心情沉靜下來）、幾何圖形（規律、對稱的圖形可以讓人平靜），還有流水的圖形（想到有節奏、穩定的水流與美麗的水邊景色，就會讓人感覺心被撫慰）。這種讓人可以靜心的著色過程，加上本書精選過的主題，將能夠幫助讀者深刻體驗內心平靜的感受。

我們發覺可以讓人放鬆心情的圖像類別非常多，所以我們在每章裡試著囊括各式各樣的圖，這樣至少每個人都可以找到有感覺的圖形。每個圖形也是完全針對成人的感受度與完成度來設計，而且還包括典型讓人靜心的寫實場景，很多則是取自大自然較為抽象的景物，如此一來，讀者可以欣賞到各種美麗細緻的圖形。這樣是為了幫助讀者能接觸到可以讓自己感到平靜的圖樣，所以若是眼前的這一頁你看來沒有什麼感覺，你可以翻到別頁，找到吸引自己目光的頁面。

在每一章的結尾處，我們放了空白的部分，讓你有機會構想、畫出會讓你特別感覺心情平和的圖。這樣會使你著色的圖更有個人特色，並且幫助你更專注於找到會讓

自己靜心的事物及感受。你會發現，每天固定找出時間來著色，會特別有幫助，例如，在每天早上起床後先畫一下，可以幫助自己在這一天有個平靜、正向的開始，或者睡前塗塗色，可以幫助身心放鬆下來。本書就是要幫助你藉由著色使自己平靜，達到情緒放鬆的狀態；不過，這樣並不能代替專業的諮商，有需要時還是必須尋求專業的協助與指導。我們希望你能從本書得到樂趣，並且幫助你找到讓自己靜心的畫畫方式。

上色小秘訣
COLOR TIP

冷色系的顏色（特別是藍色、綠色，有時是紫色）一般認為可以讓人心情平靜，而暖色系的顏色（紅色、橘色和黃色）則有生氣蓬勃的感覺。明亮的顏色通常給人活力十足的印象，淡淡或淺淺的顏色傳達的是柔和的感覺，而較深或較暗的顏色則通常令人感覺沉靜。不過著色時最重要的，還是要找出哪些顏色可以讓自己心情平靜，然後運用到自己的作品即可。

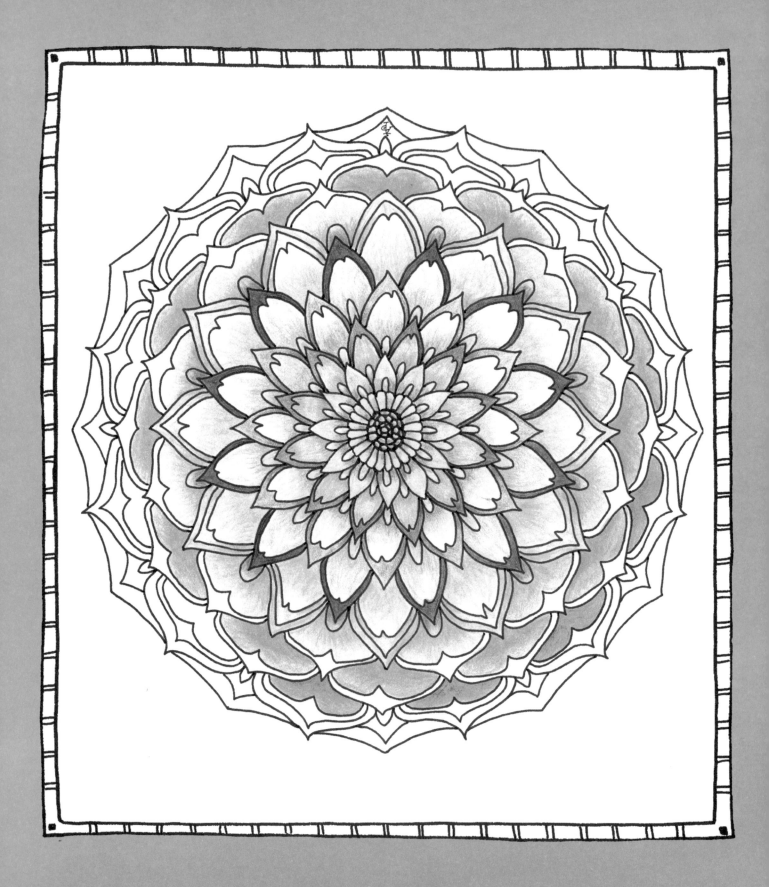

Chapter 1

曼陀羅

「曼陀羅」這個字源自於梵文，意思是「圓」或「圓形」，也有被翻譯為「神聖空間的承載者」。就本質上來說，曼陀羅可以是在任何一個圓形裡畫出的圖形。圓形本身就被認為是完整與勻稱，而且一般都覺得，在圓形裡畫，比在直角的形狀裡畫更能讓人平靜。在大自然中常常可以發現圓形或球形的圖樣，而且自古以來就被當做冥想靜心的圖像，特別是在東方與美洲原住民的文化中。即使在今天，密宗修行者會在公共廣場上創作繁複的曼陀羅沙畫。在心理學家榮格將曼陀羅引進專業領域及個人生活之後，在藝術上運用曼陀羅的圖形就變得格外風行。雖然有些人可能覺得自己隨心所欲地創作曼陀羅可以達到靜心的境界，不過在已經畫好圖形的曼陀羅上著色則顯然可以抒解焦慮感，特別是有對稱、重複、以及（或）幾何線條的曼陀羅。在本章，除了收錄已畫好線條的曼陀羅可供著色之外，還有空白的頁面讓讀者創作自己喜歡的曼陀羅。

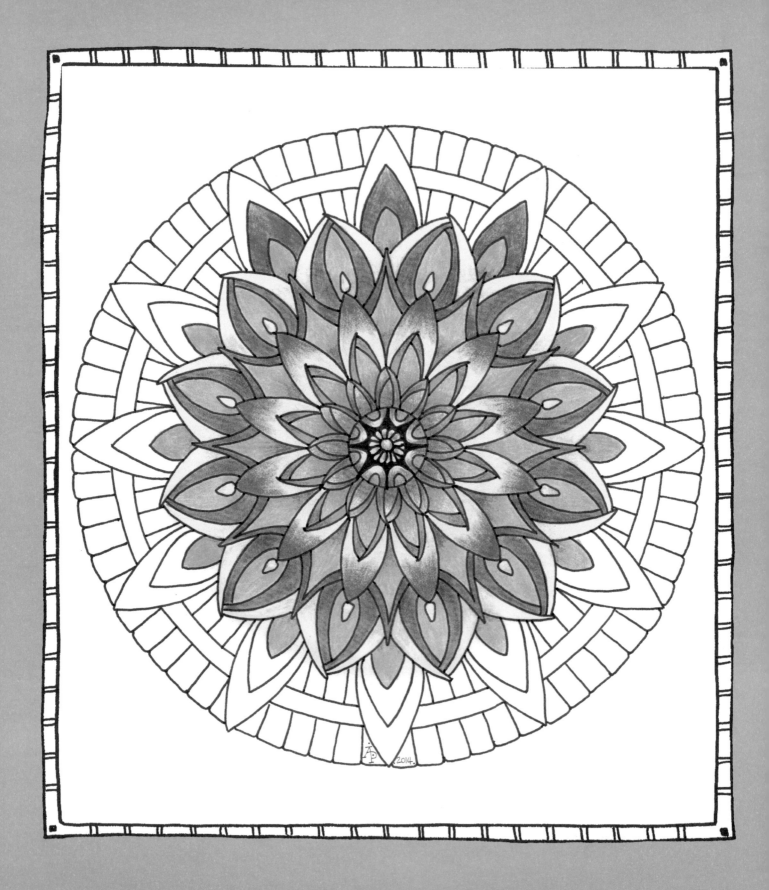

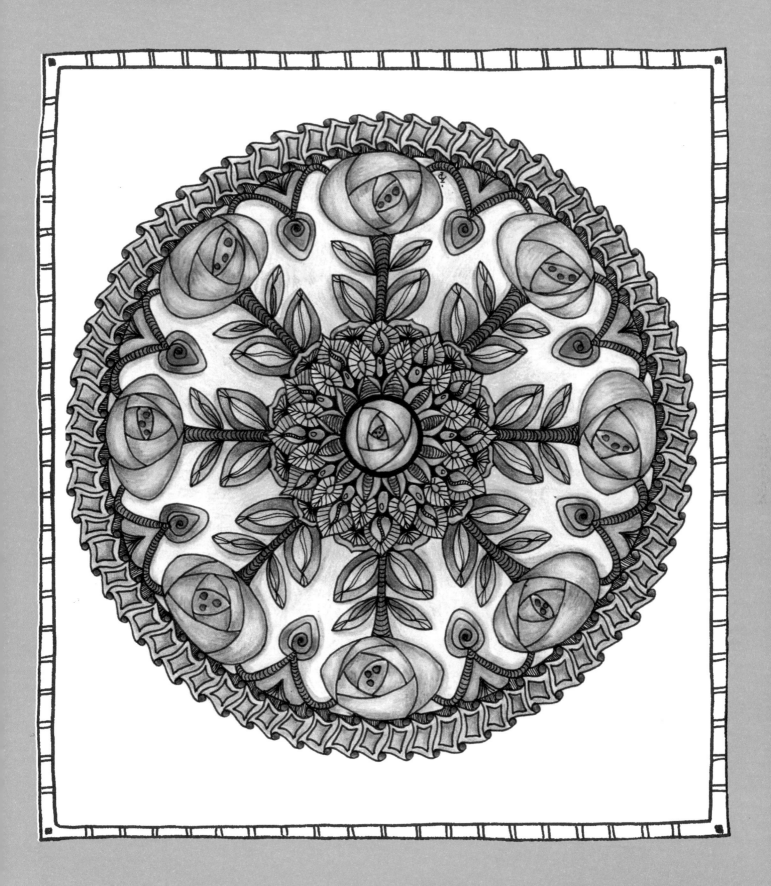

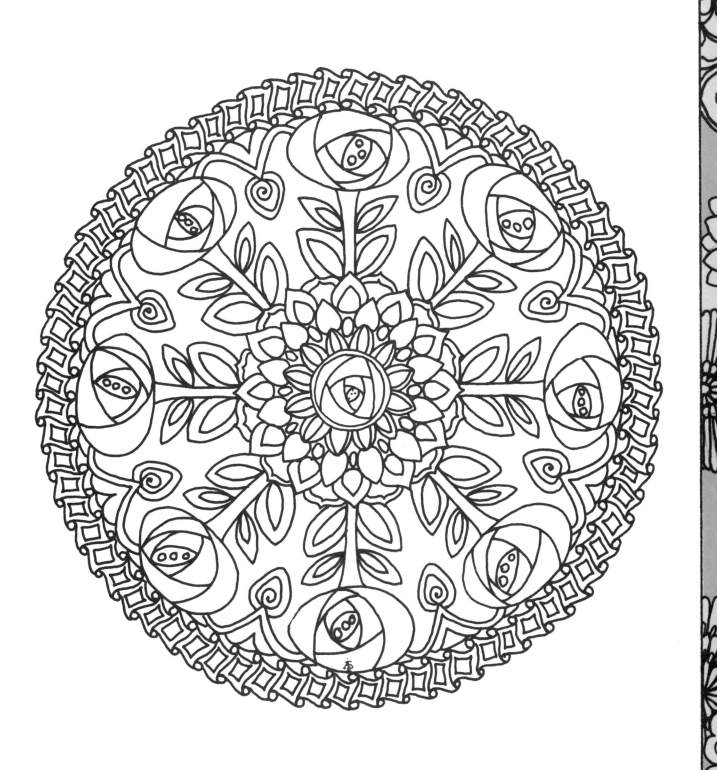

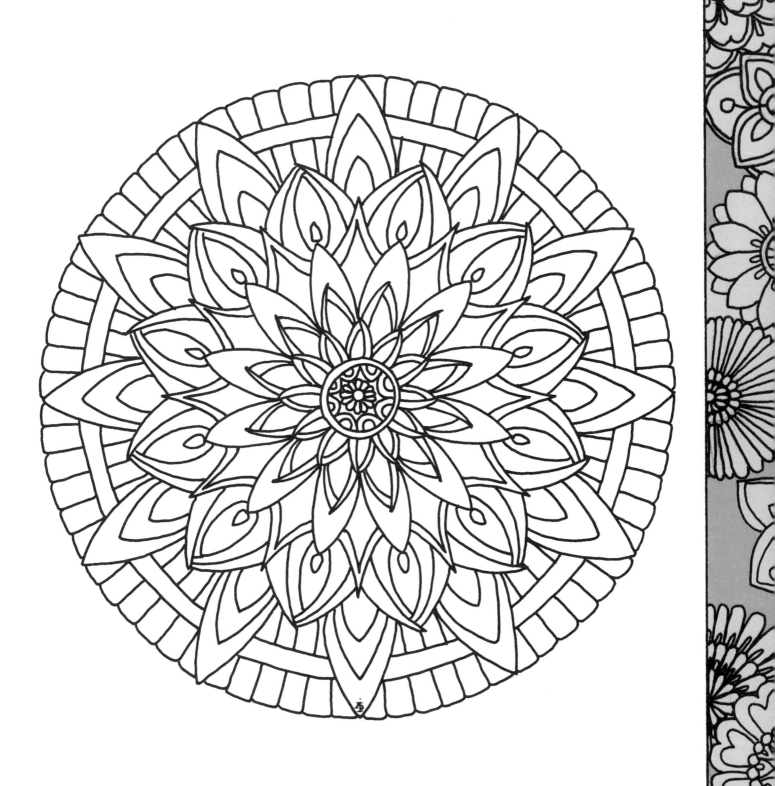

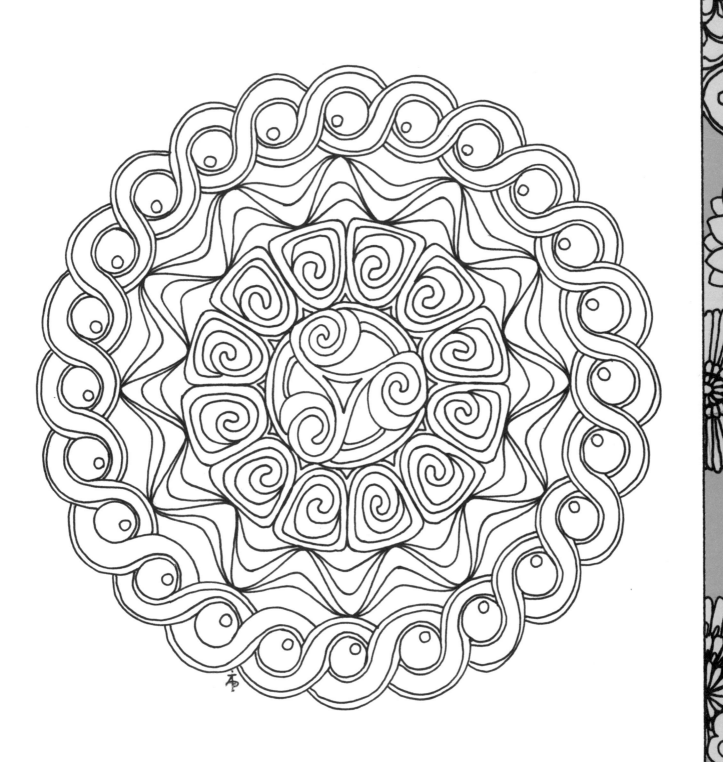

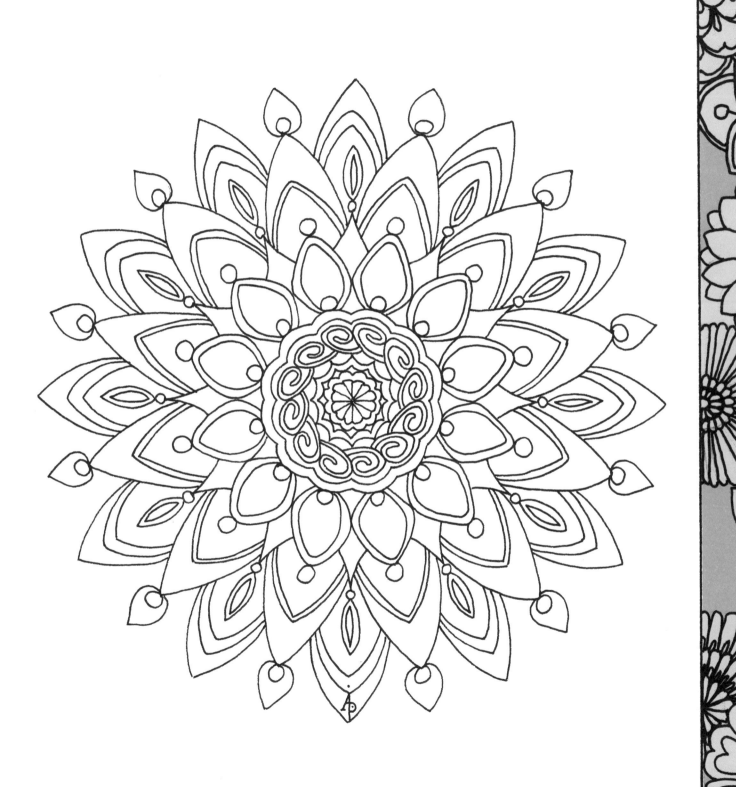

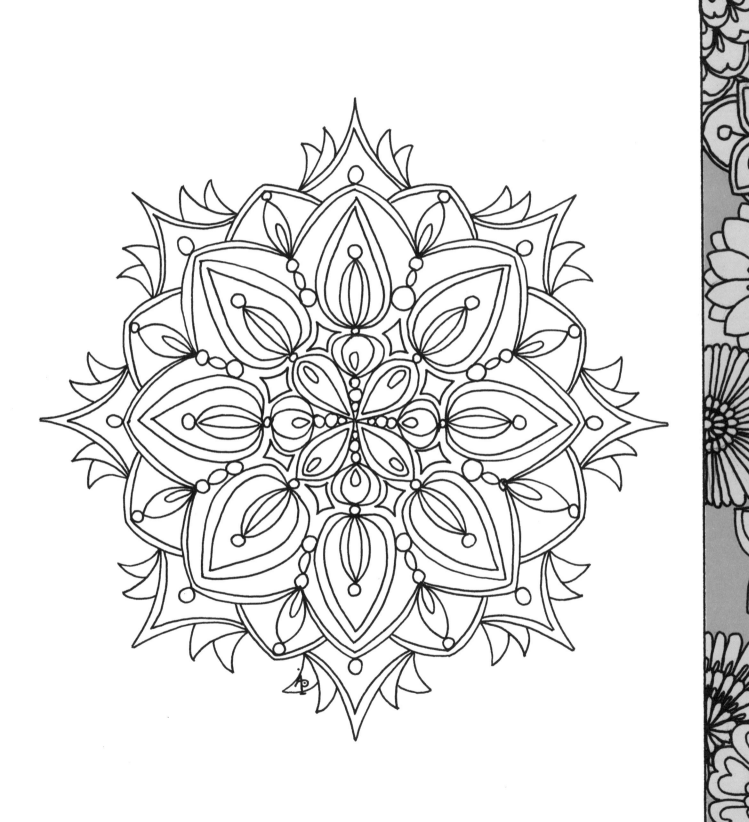

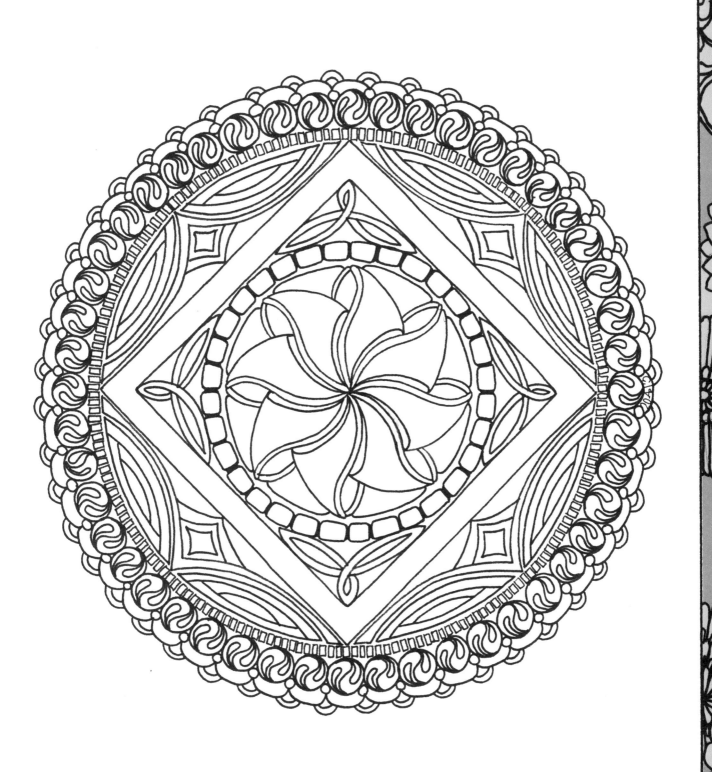

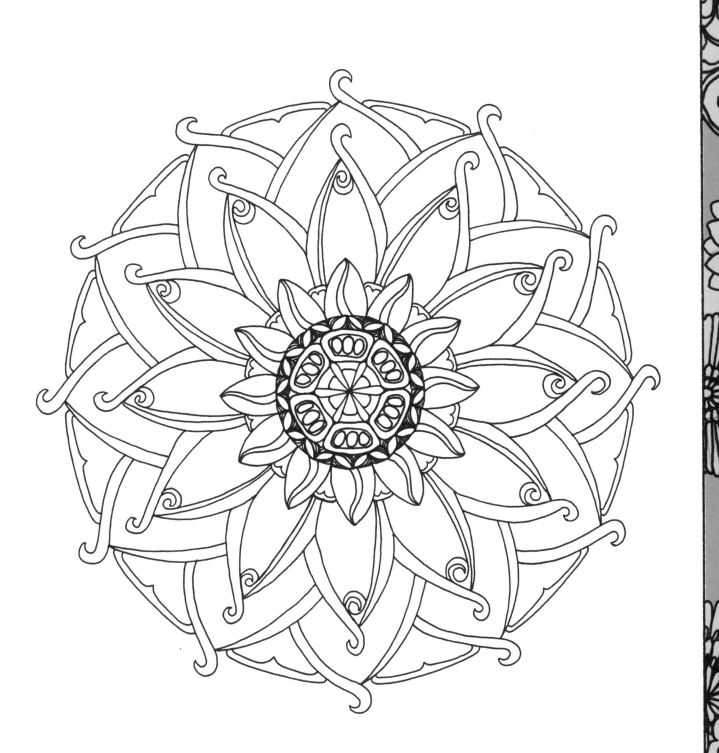

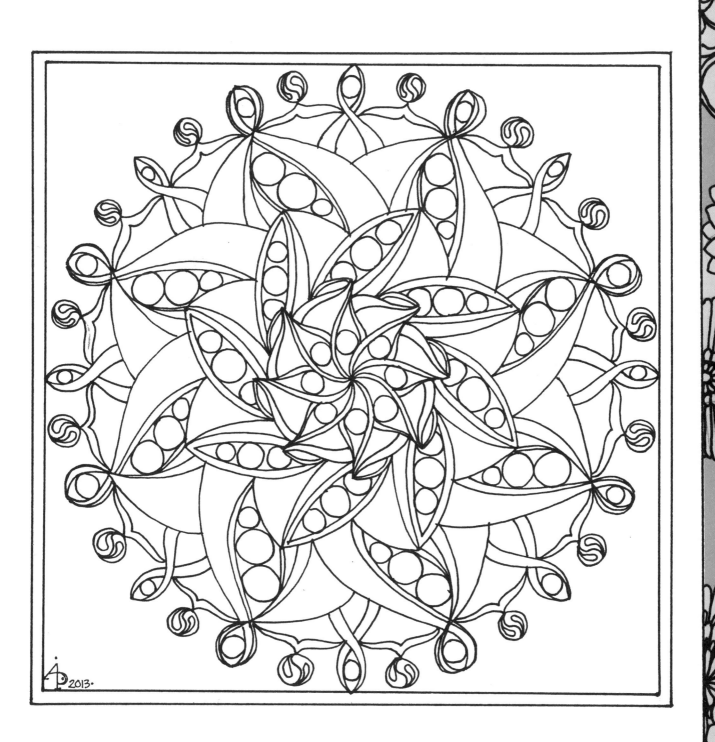

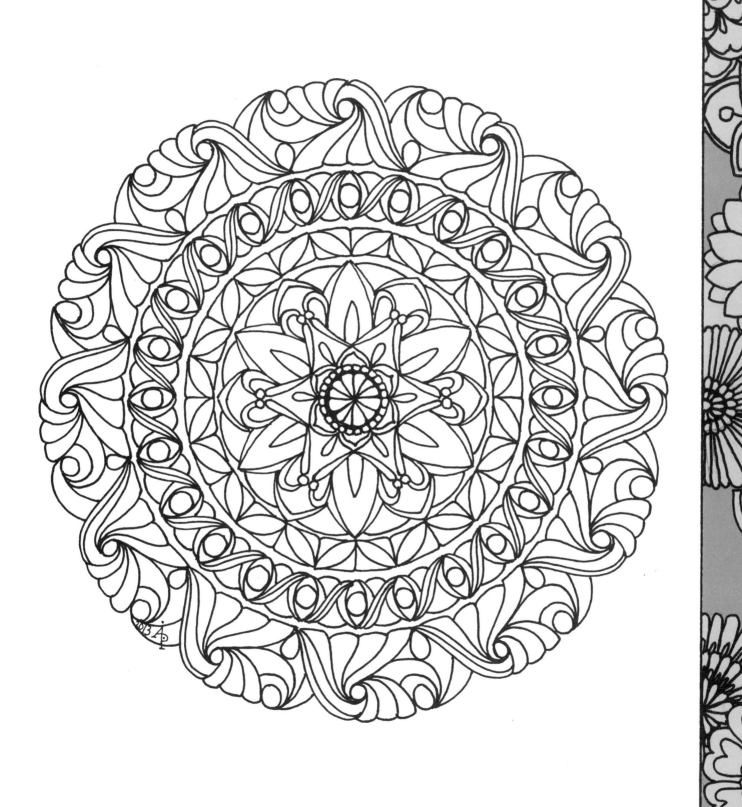

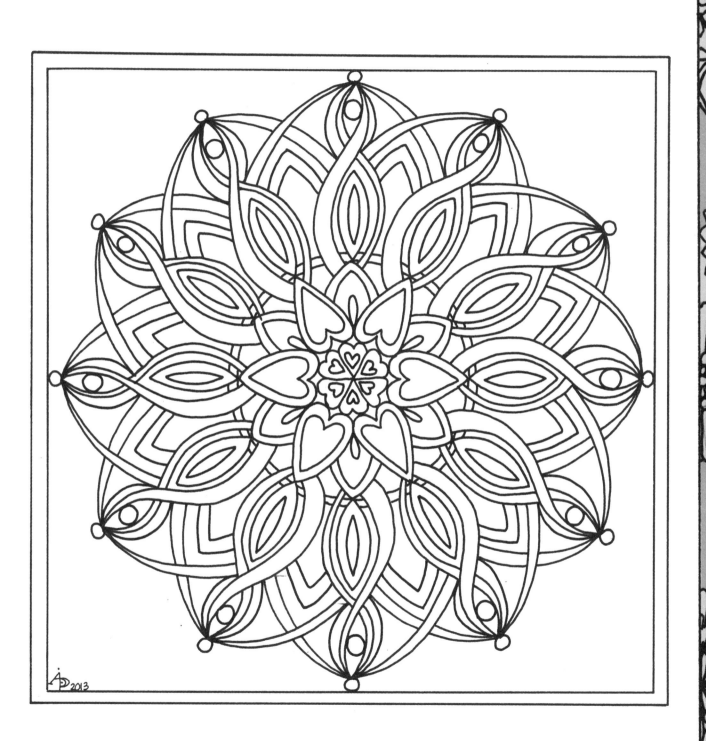

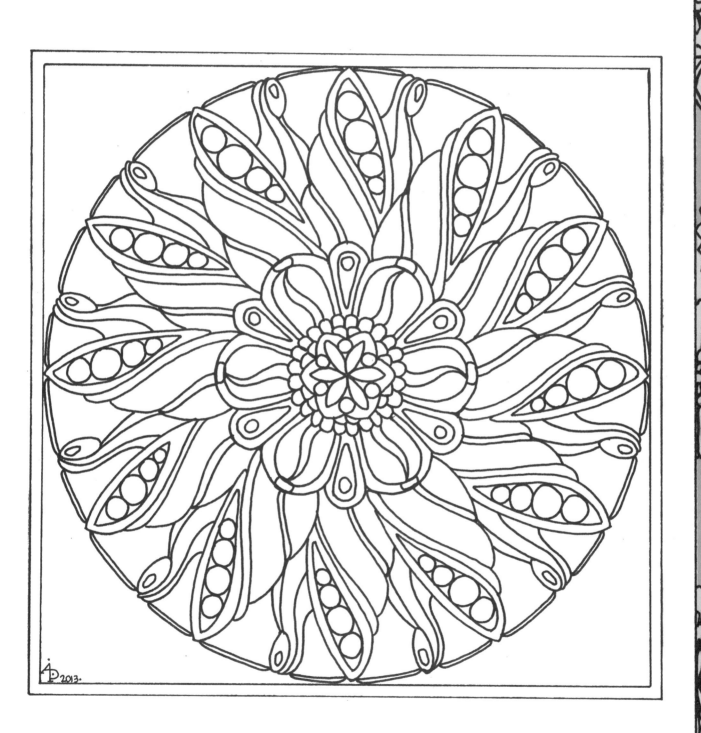

AD 2013.

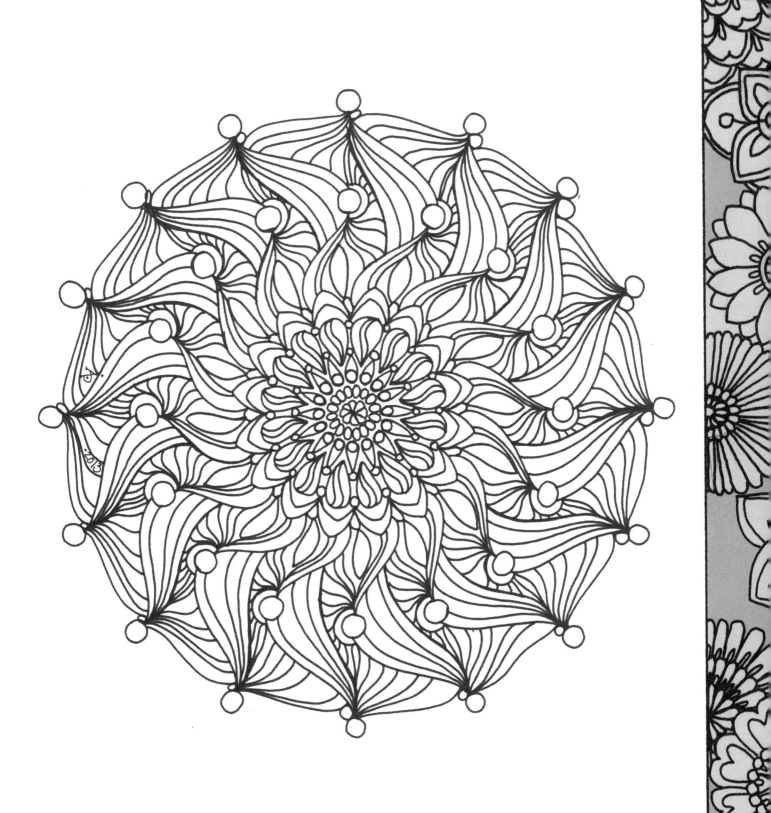

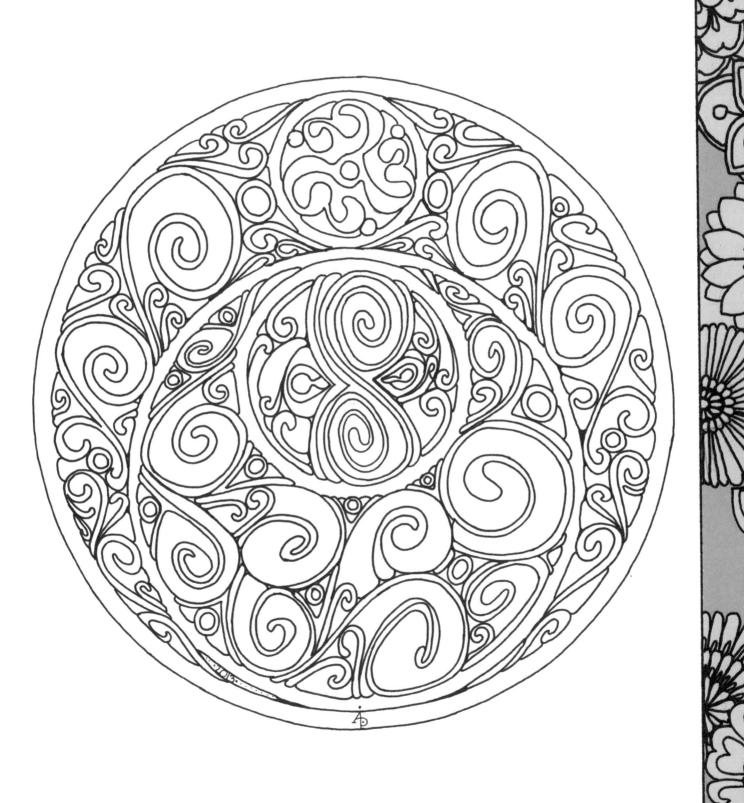

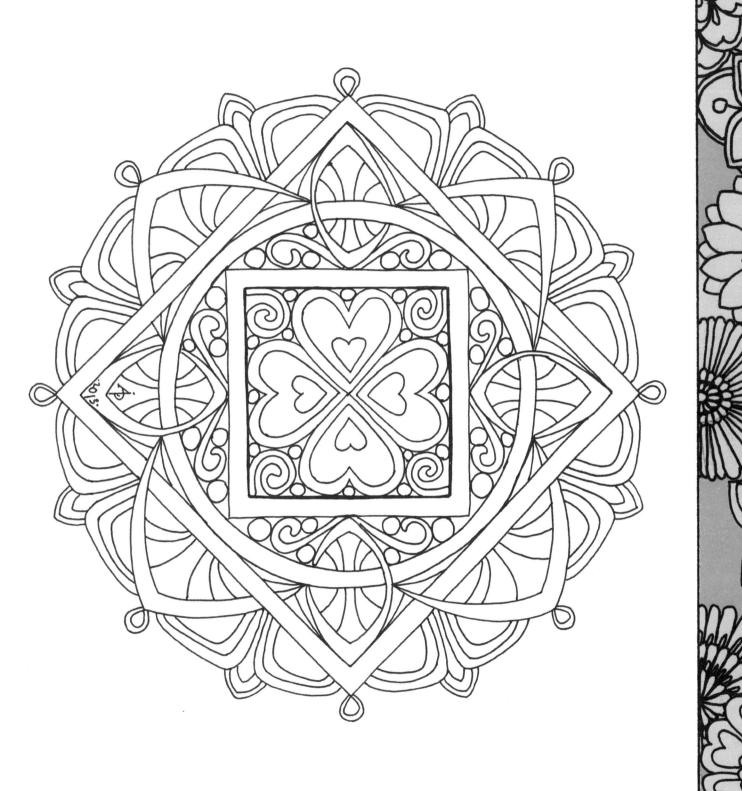

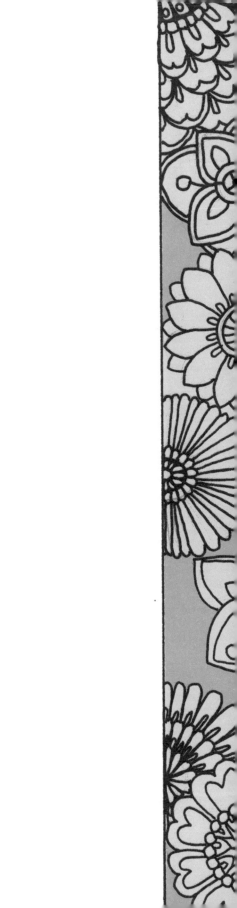

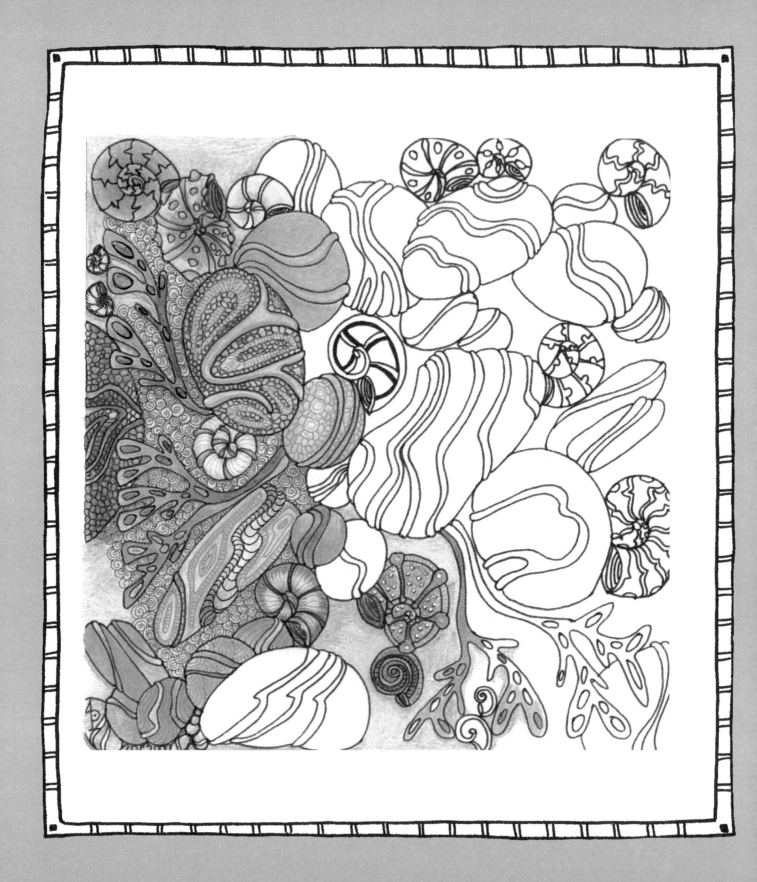

Chapter 2

水景

對很多人來說，水景也會讓人心情格外放鬆，特別是海灘與大海的照片與圖畫。以海浪聲為背景的音樂也有讓人心情平靜的效果，因為海浪的拍打起伏象徵著大自然的心跳聲，甚至就潛意識而言，會使人聯想到在子宮時聽到的母親心跳聲。除了大海的景象之外，很多人也會覺得，背景若有靜靜的水聲，例如湖泊、池塘，或者流動的水流，例如小溪、泉水、瀑布或河流，會讓人感到寧靜，有種被撫慰的感覺。另外，看到水景，就會讓人聯想到假期、放鬆、開心，會想起無憂無慮的時光。最重要的是，水是生命的基本所需，人體約有百分之七十是由水組成的。當你在思索接下來的頁面要塗上什麼顏色時，不妨聯想起自己曾經造訪過的地方，或者在心裡想像一下，然後決定要選擇什麼顏色來塗。本章最後會有空白的部分，你可以盡情畫上自己特別有共鳴、覺得很放鬆的水景圖像。

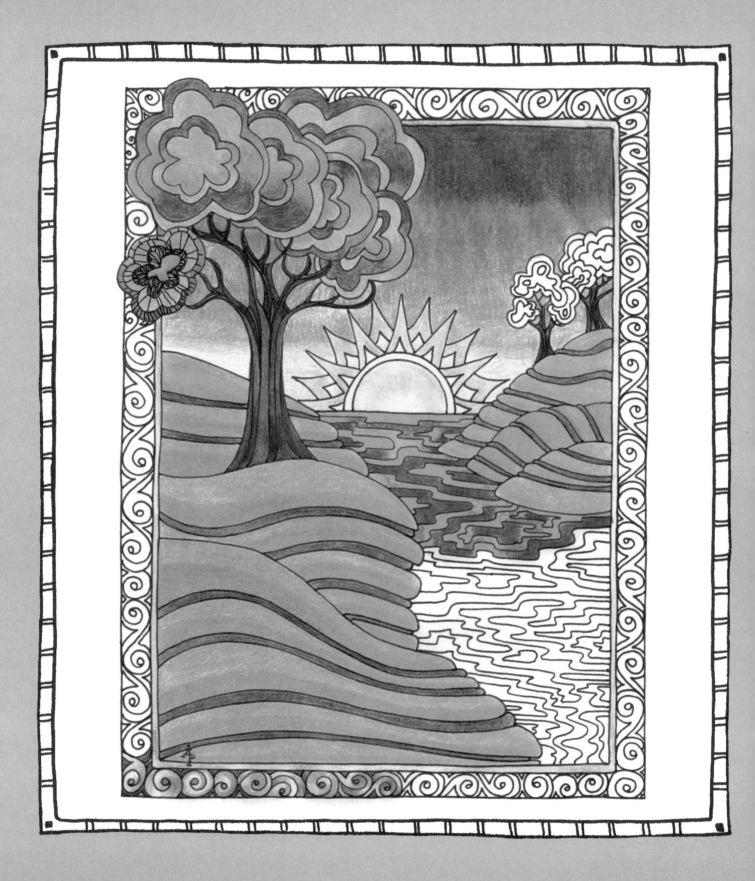

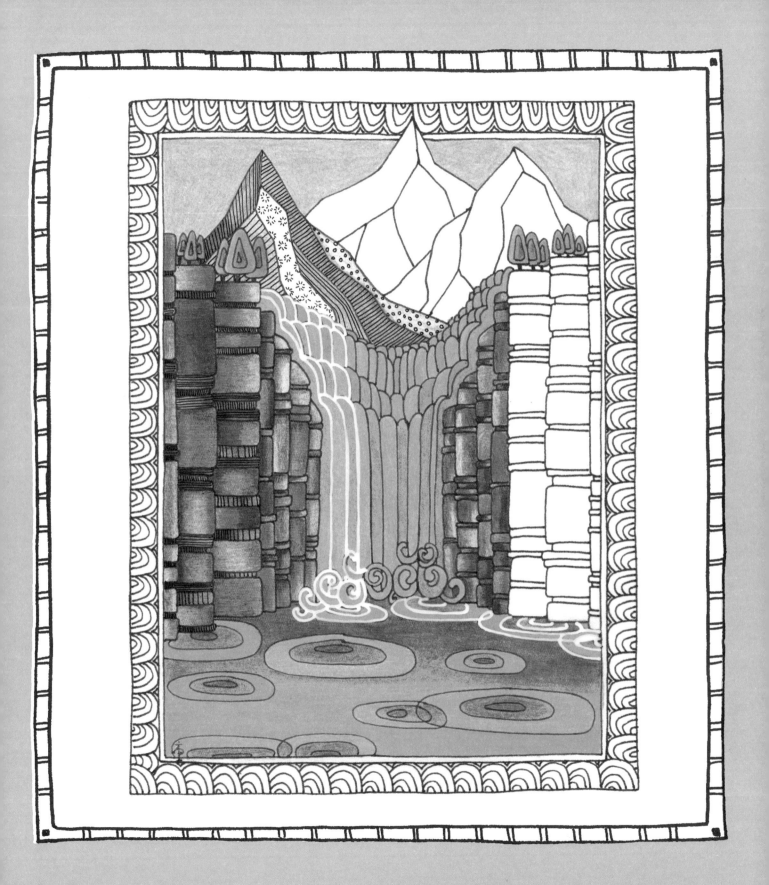

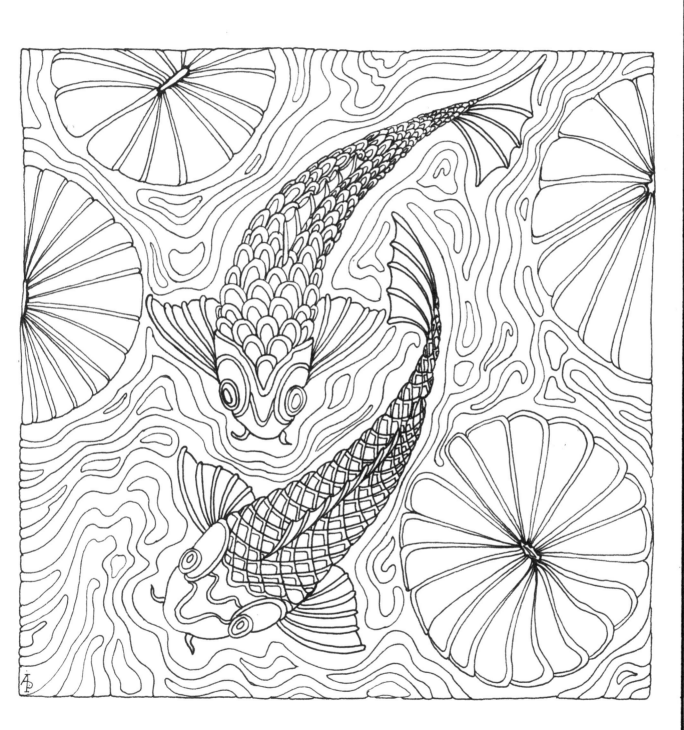
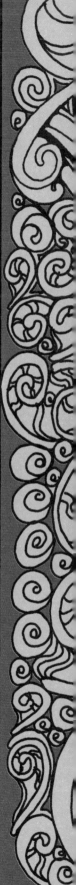

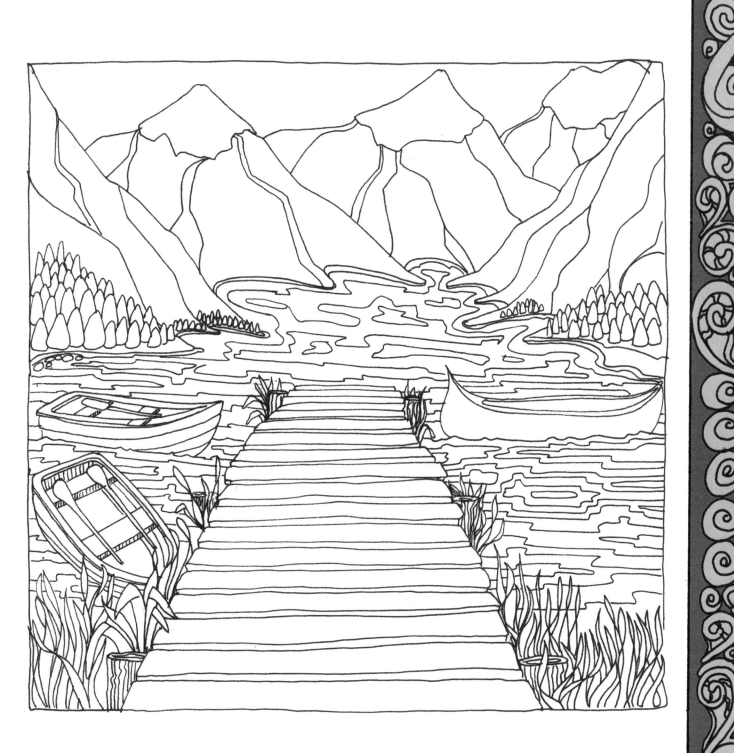

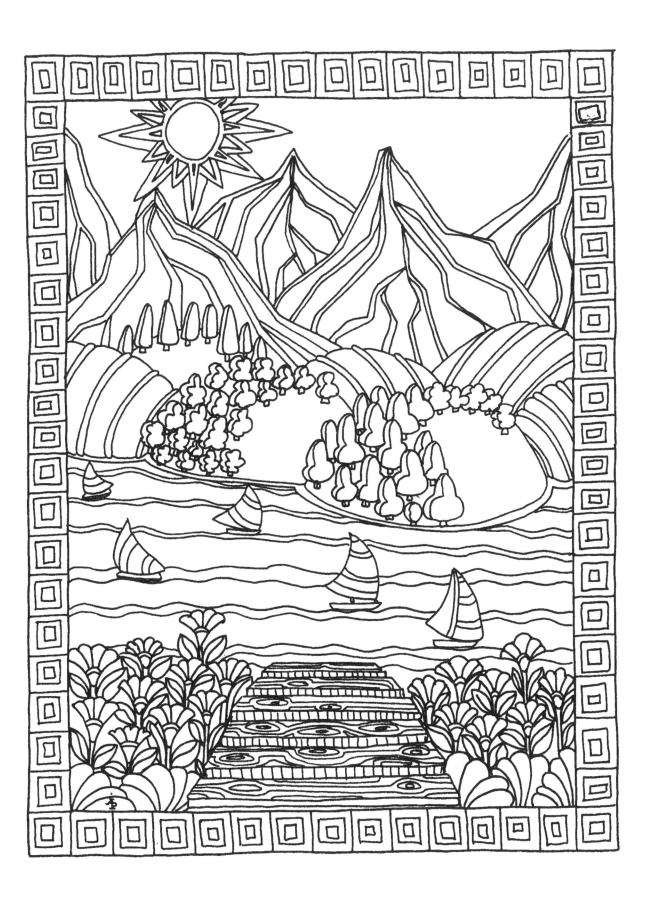

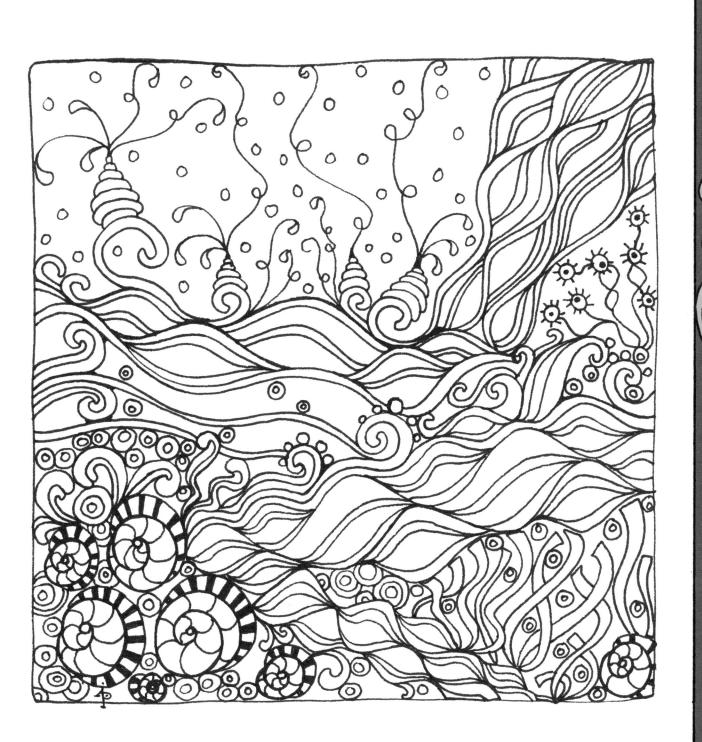

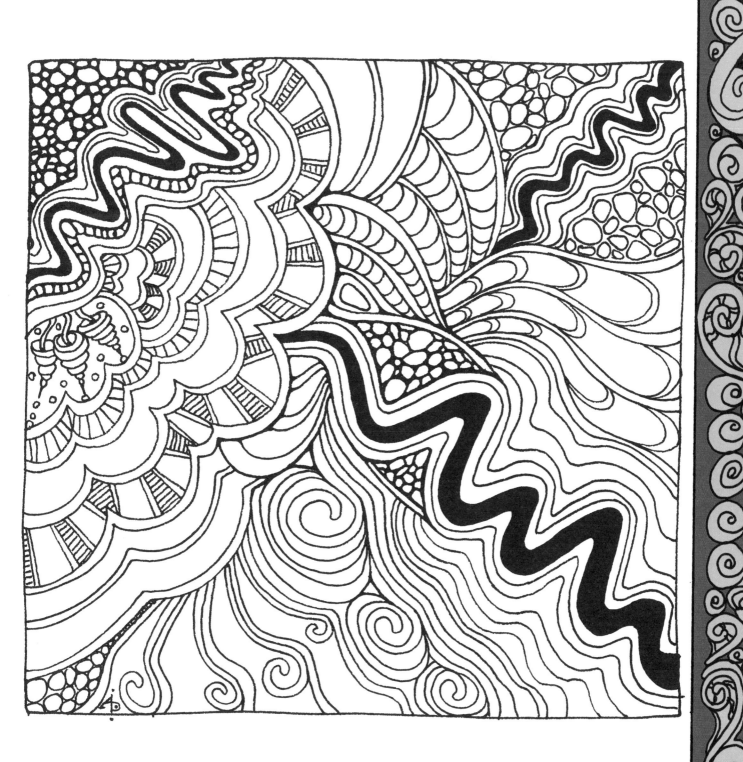

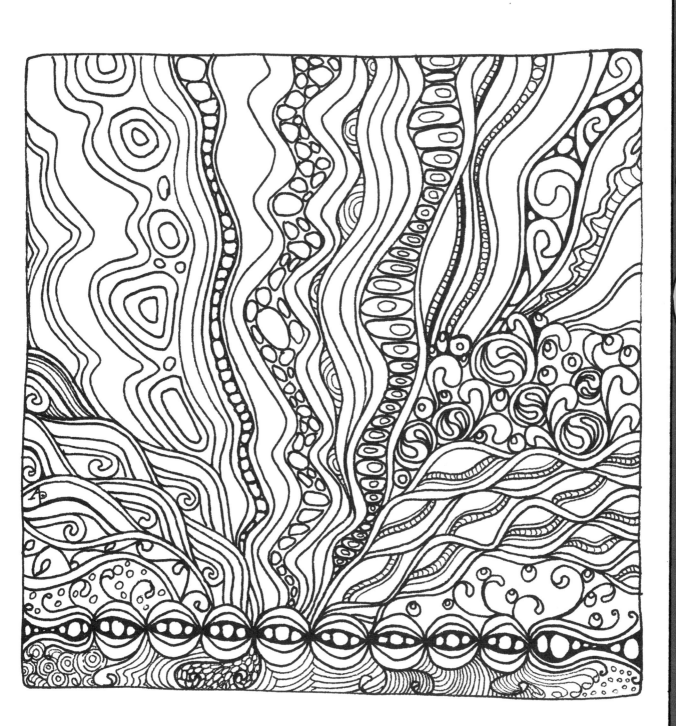

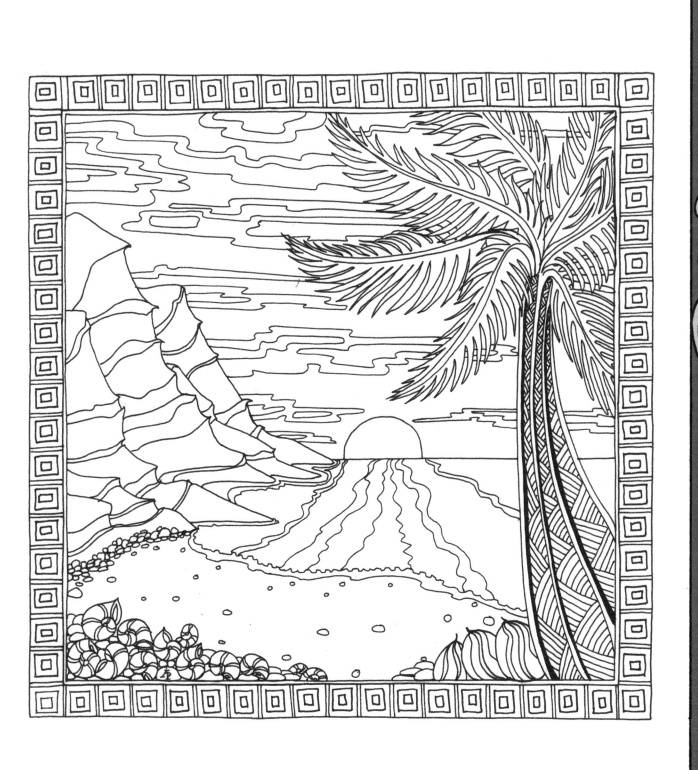

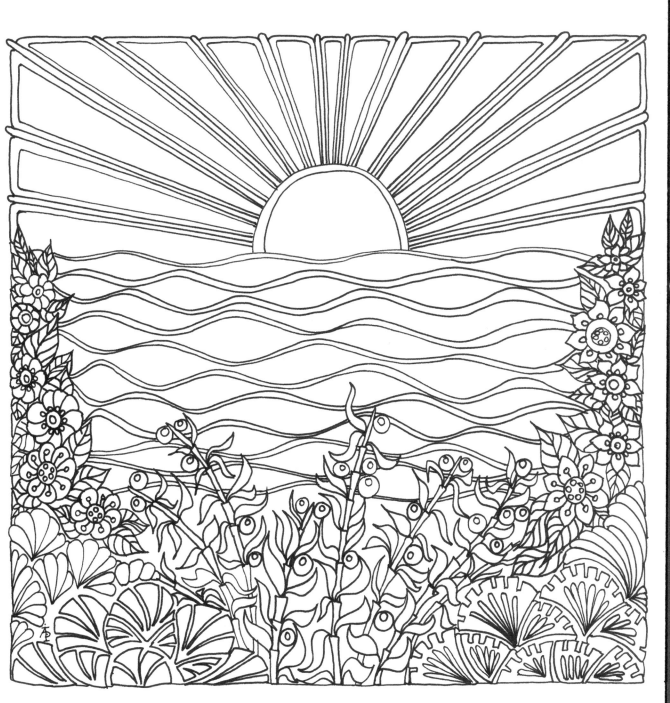

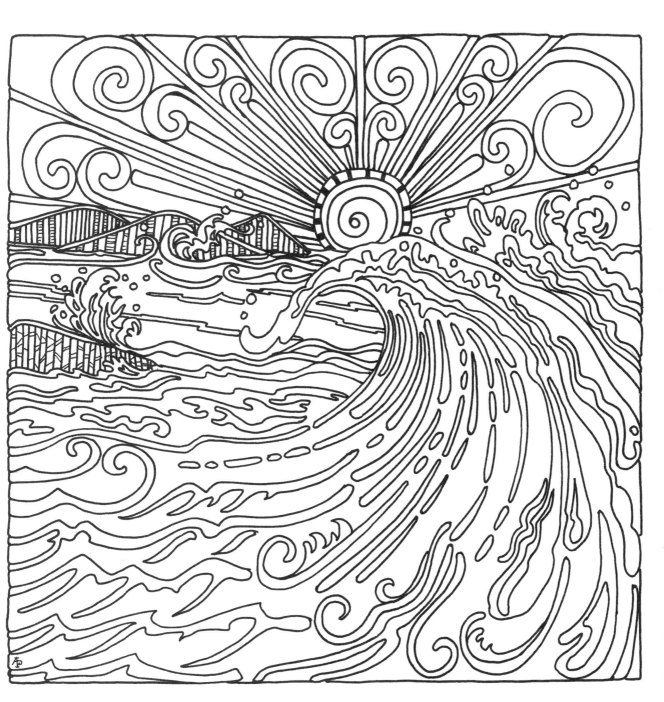
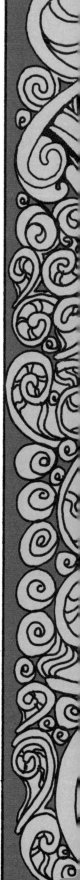

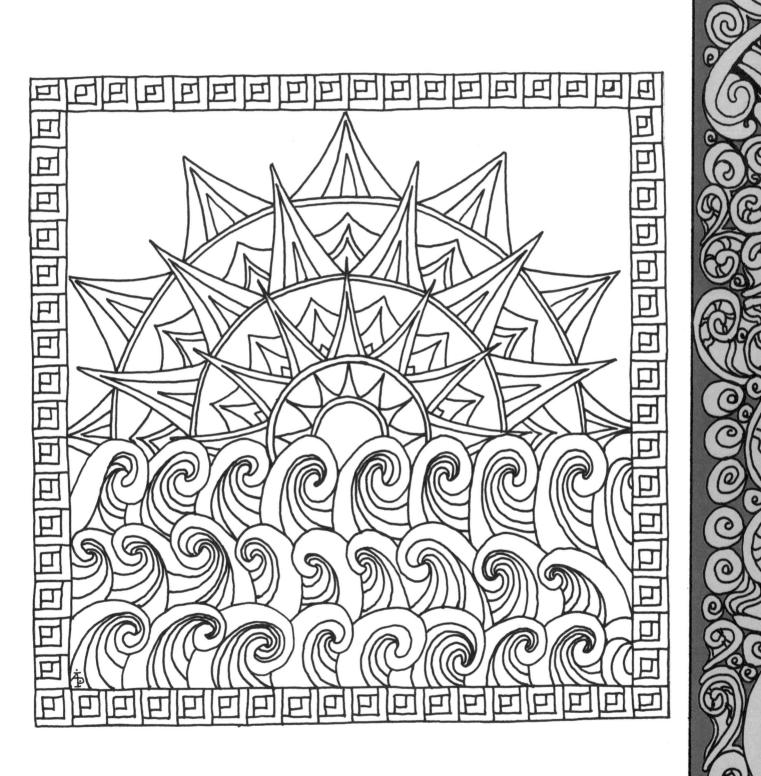

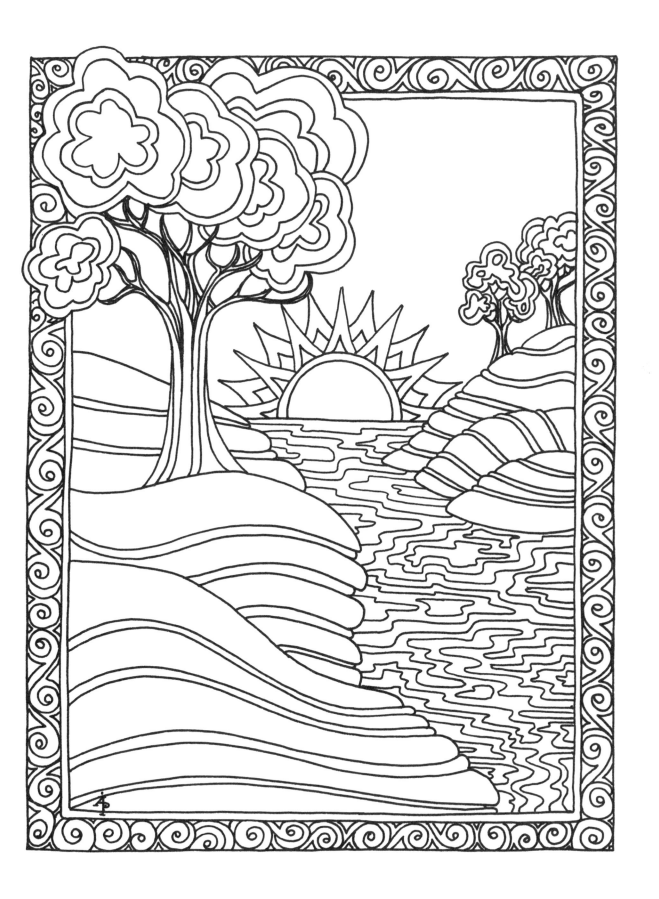

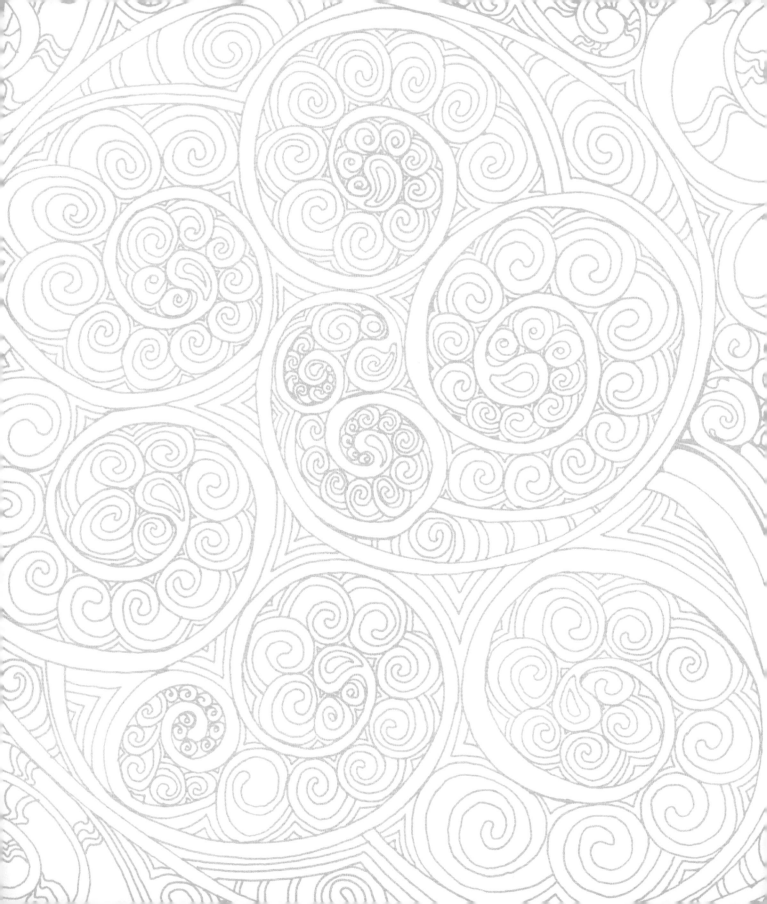

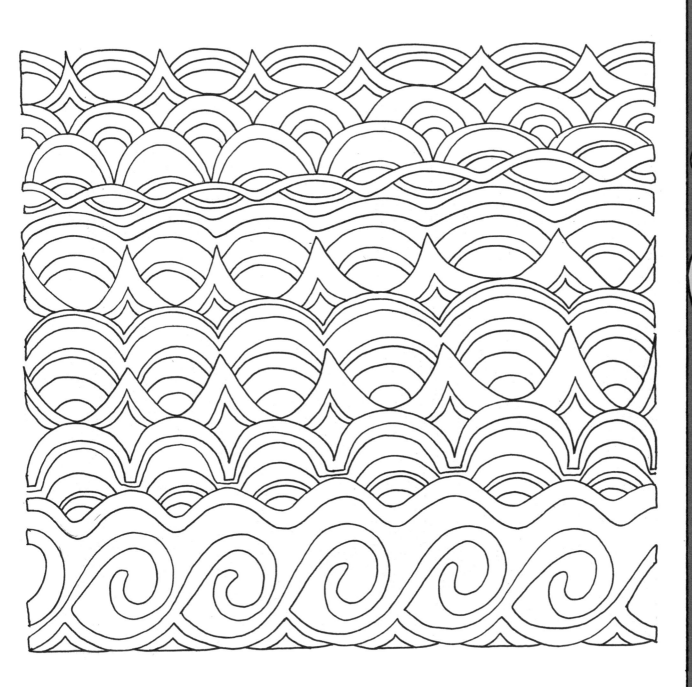

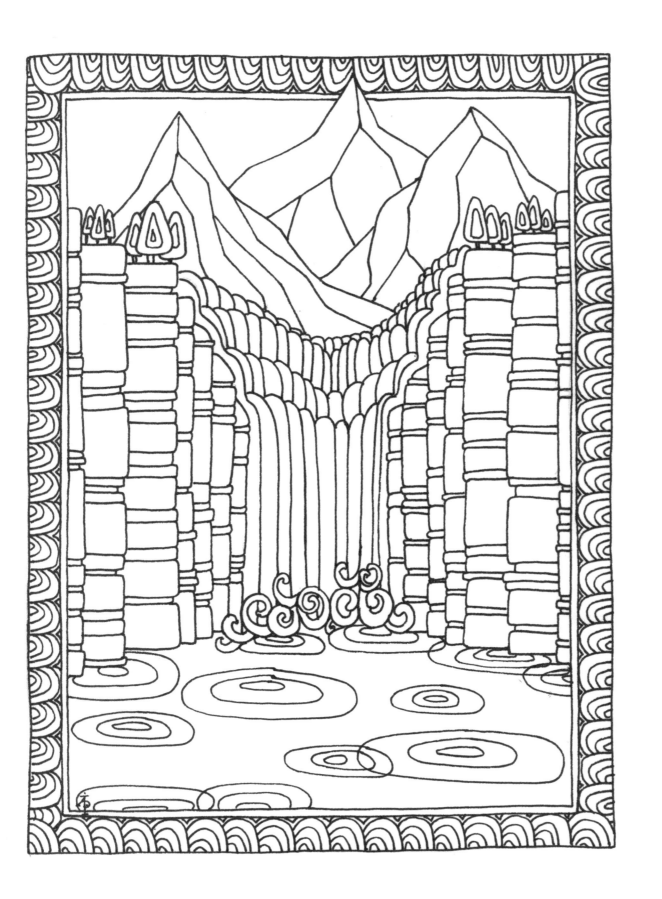

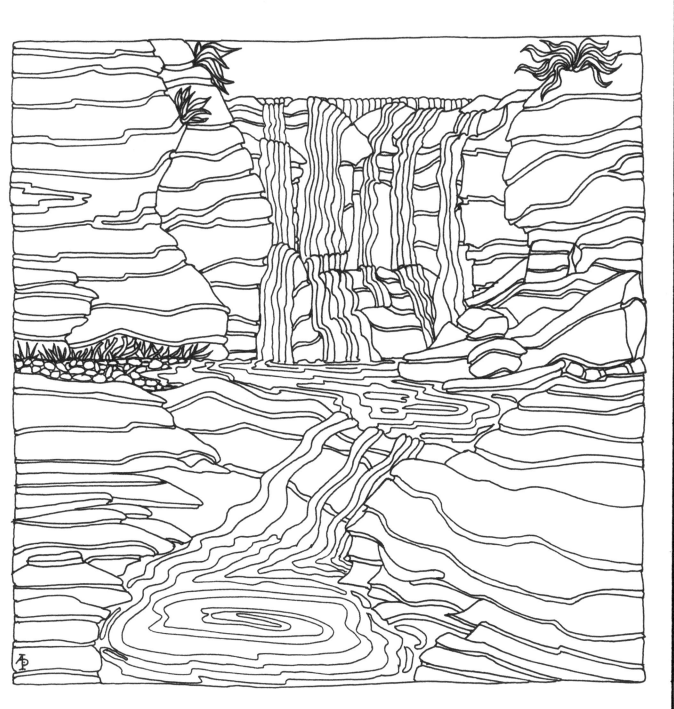
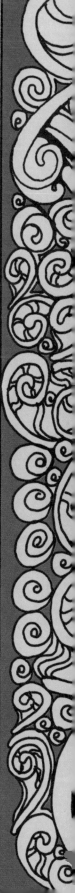

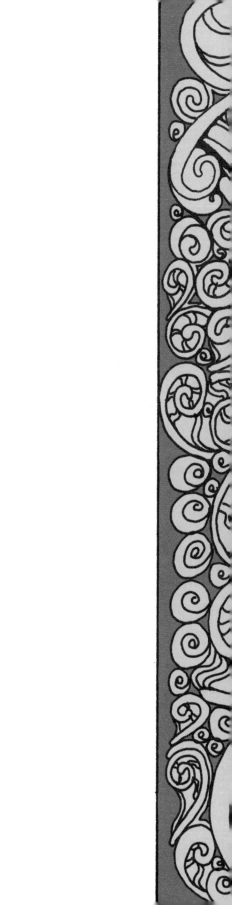

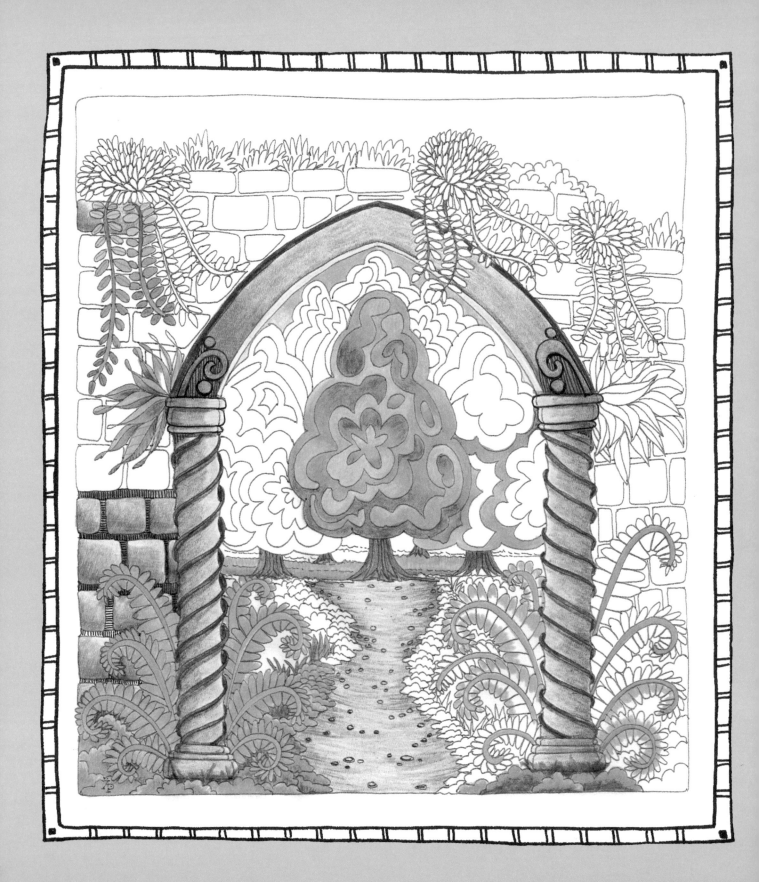

Chapter 3

林間景色

————————————

林間靜謐的景色會讓人有種寧靜的感覺，彷彿回到了大自然，遠離俗世忙碌的生活步調。在森林或深山的景象會看起來特別地愜意，尤其是當中有小屋、營火、燒著木材的火爐，或者有杯熱可可還是熱茶的。當被問到想像一下並畫出自己的「舒適小窩」時，林間景象常常會出現在人們的畫面中，因為在這裡會讓人覺得平靜，遠離帶給人焦慮或痛苦的環境。山間或林間的景象也會用來做為放鬆、靜心、沉澱的冥想練習。有時候，只要想到潺潺流水、火在燃燒的劈啪聲響、松木的味道，或者山裡清新的空氣，就能讓人心情平和。當你在思索接下來的頁面要塗上什麼顏色時，不妨聯想起自己曾經造訪過的地方，或者在心裡想像一下，然後決定要選擇什麼顏色來塗。本章最後會有空白的部分，你可以盡情畫上讓自己特別有感覺、覺得很放鬆的林間景色圖像。

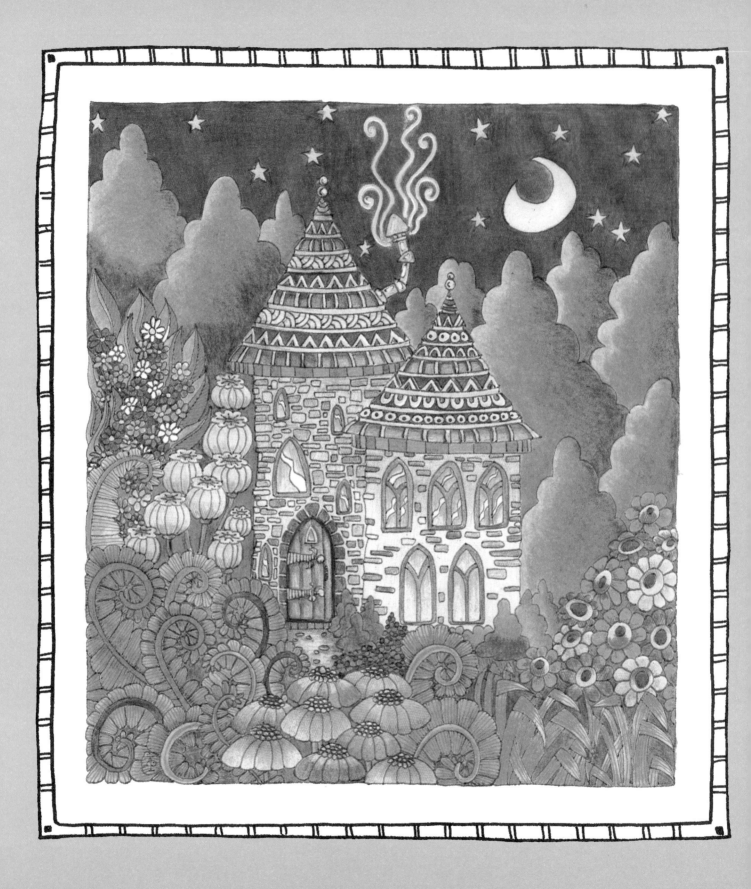

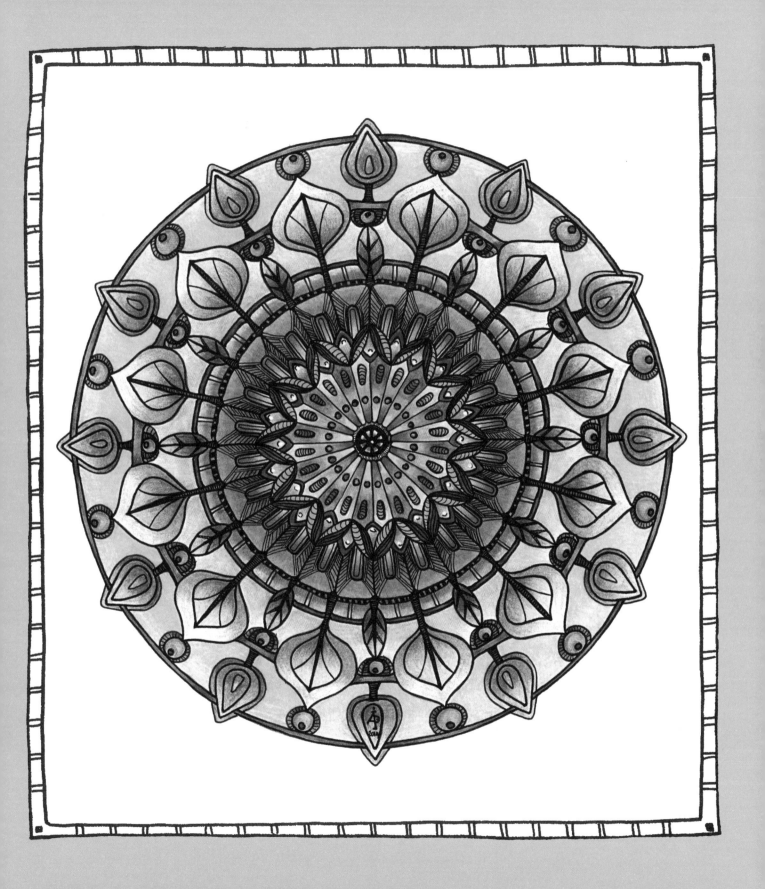

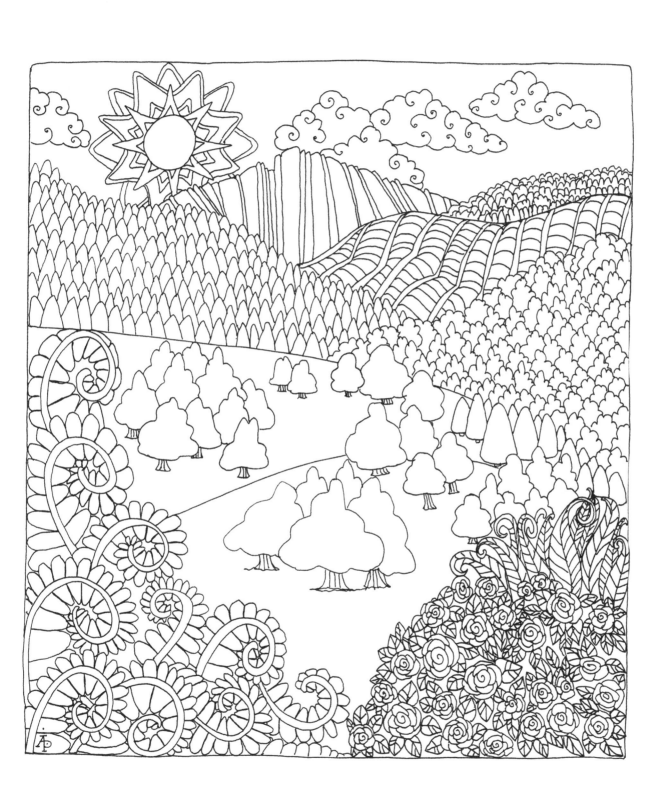
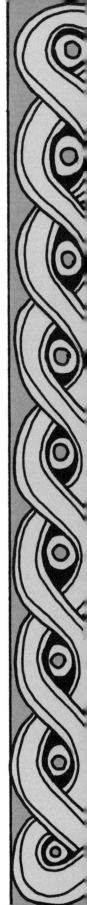

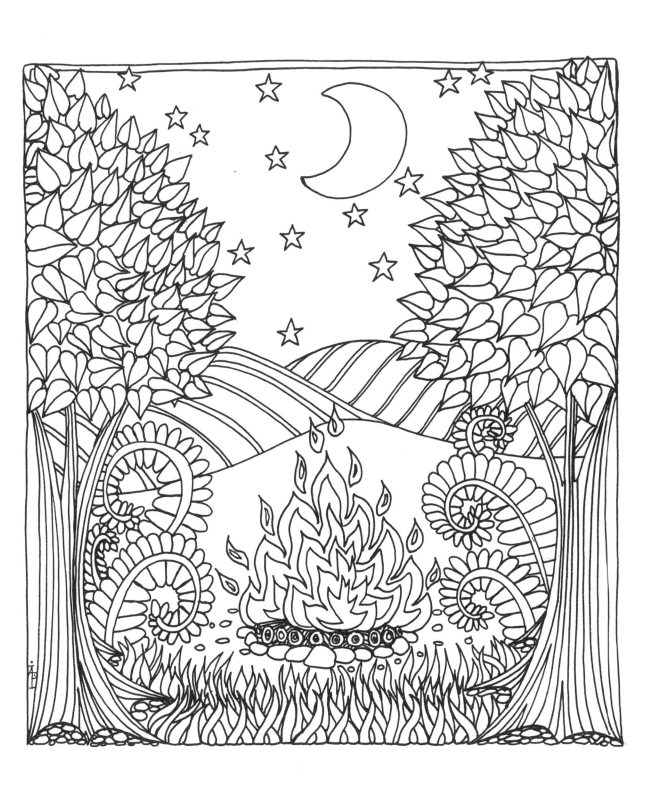
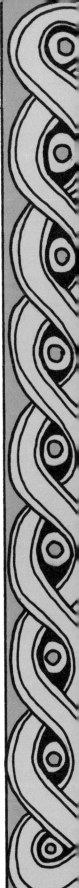

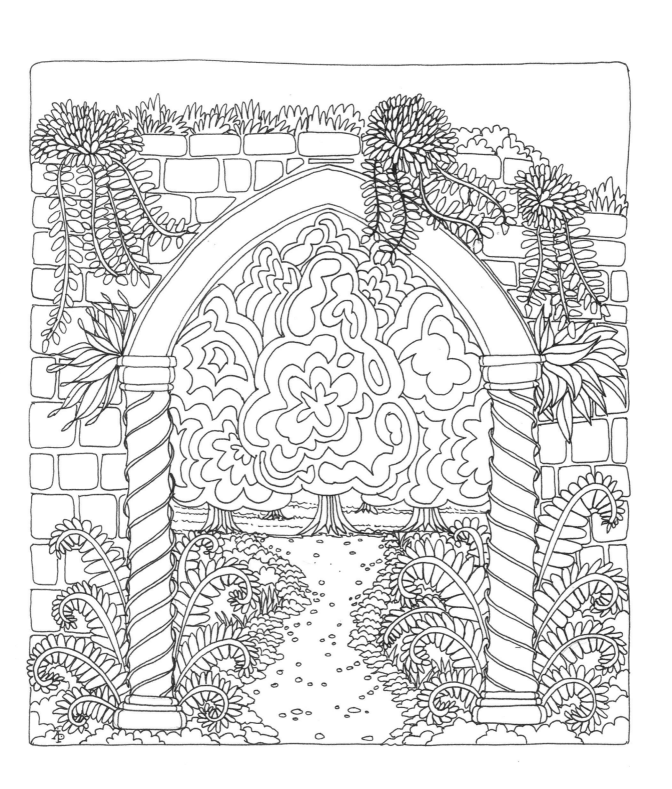
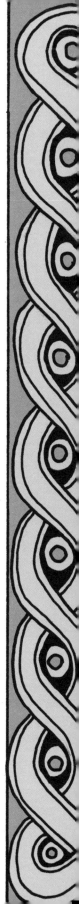

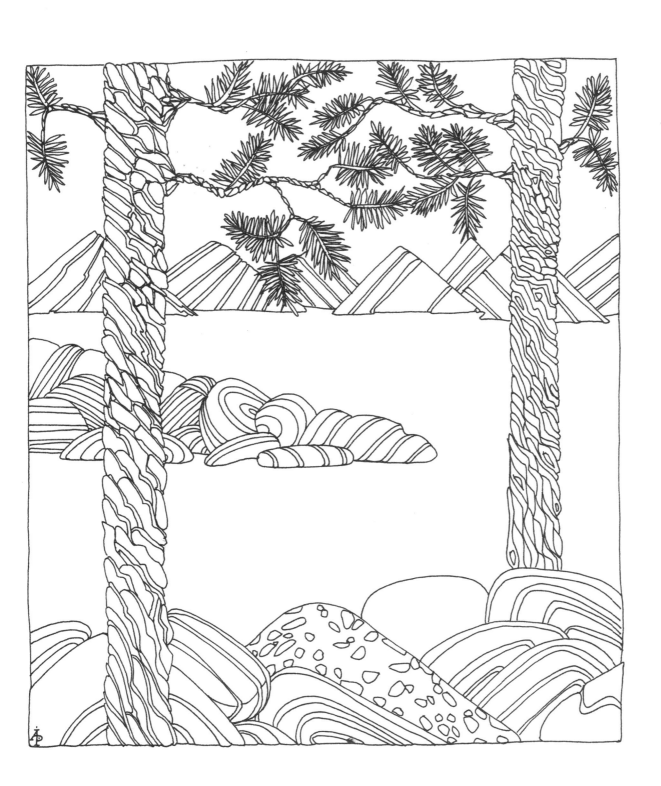
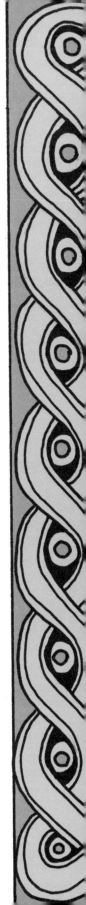

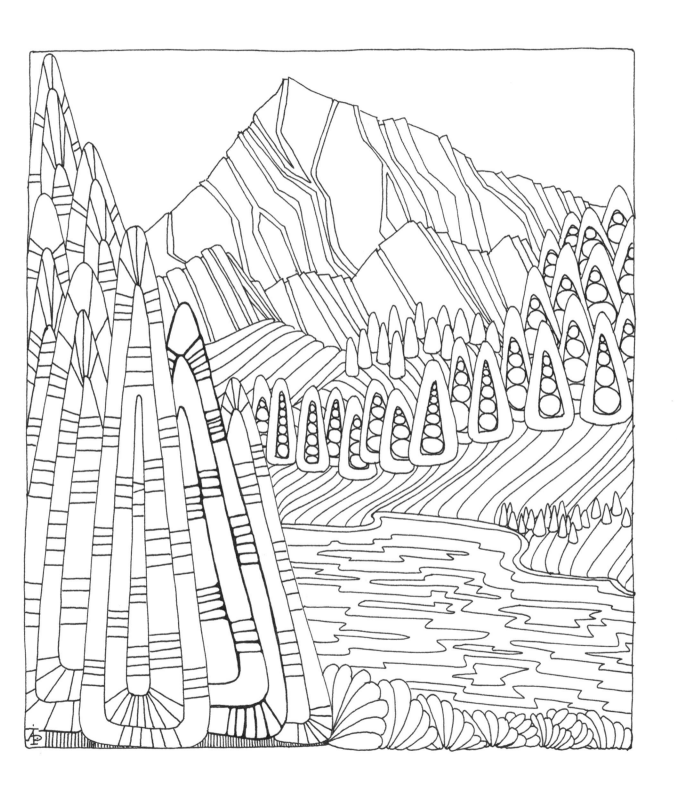
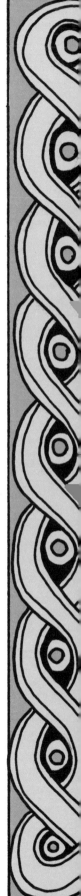

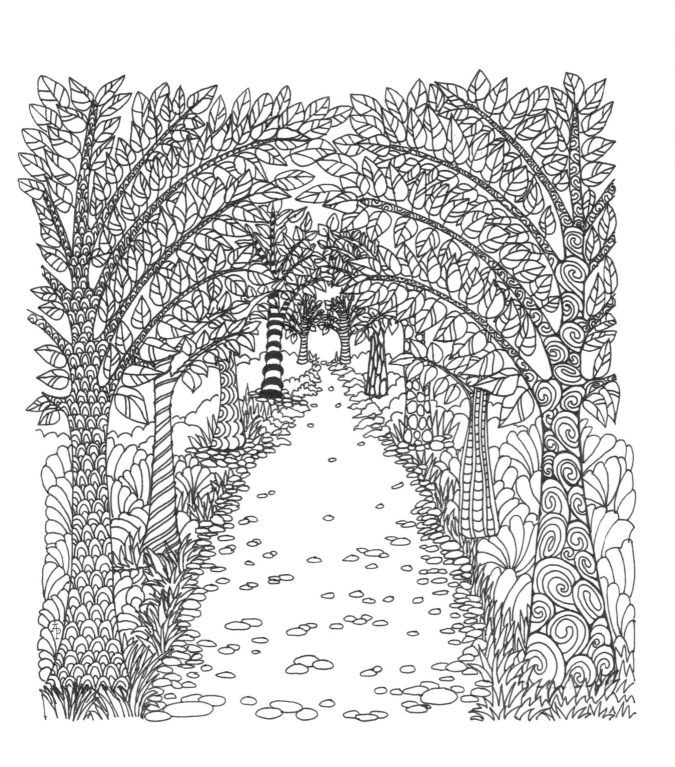
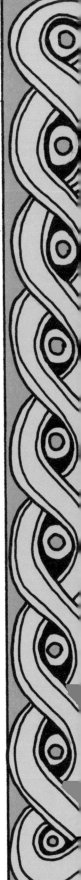

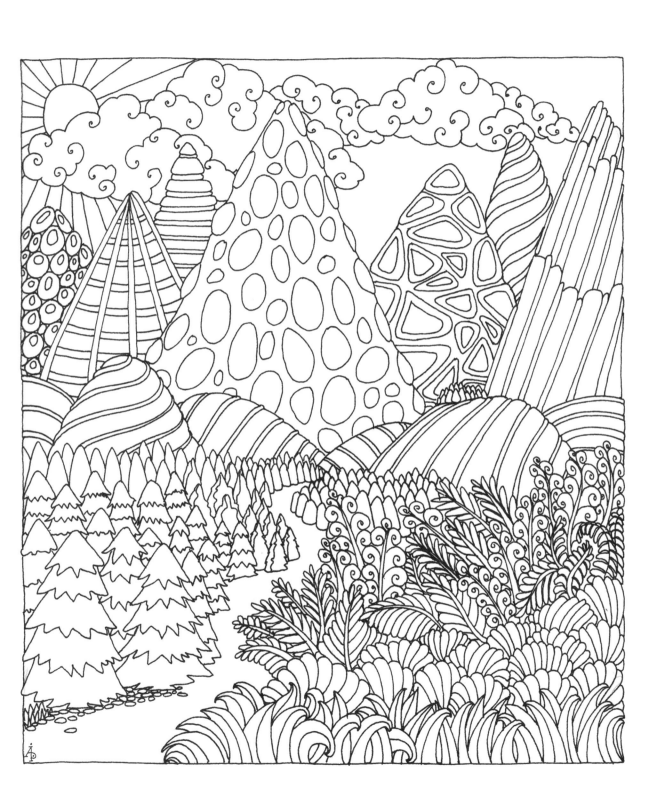
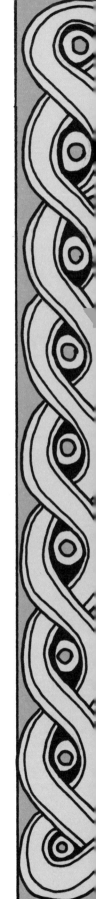

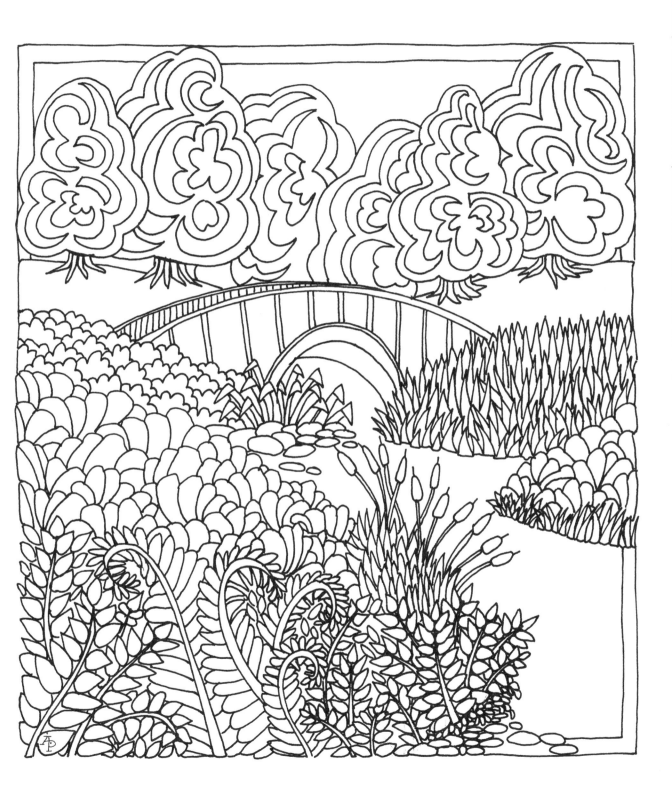
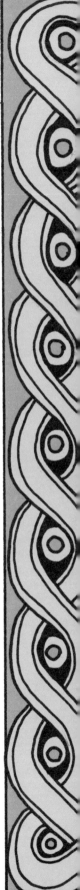

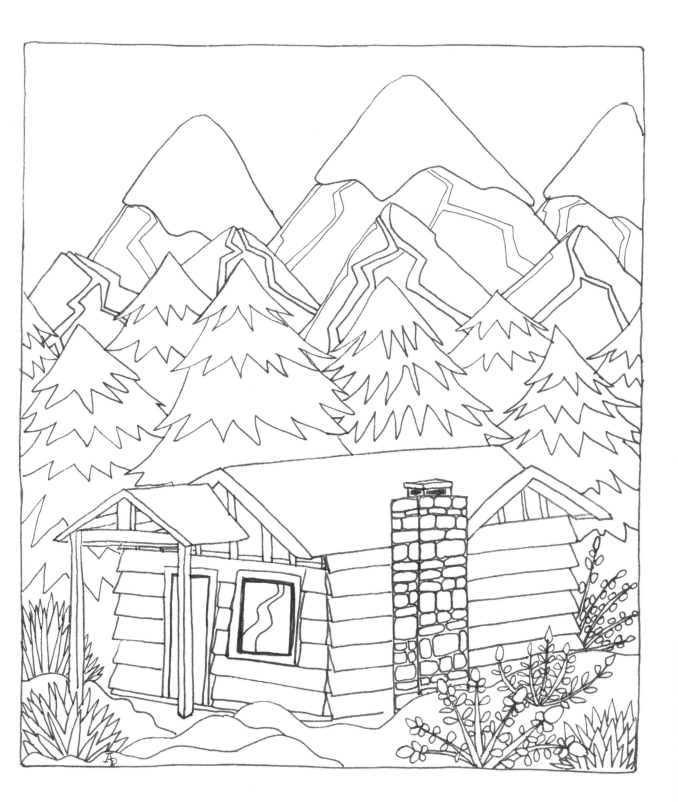
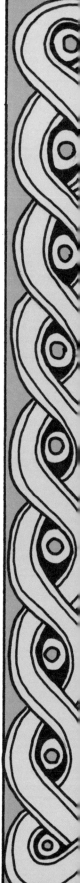

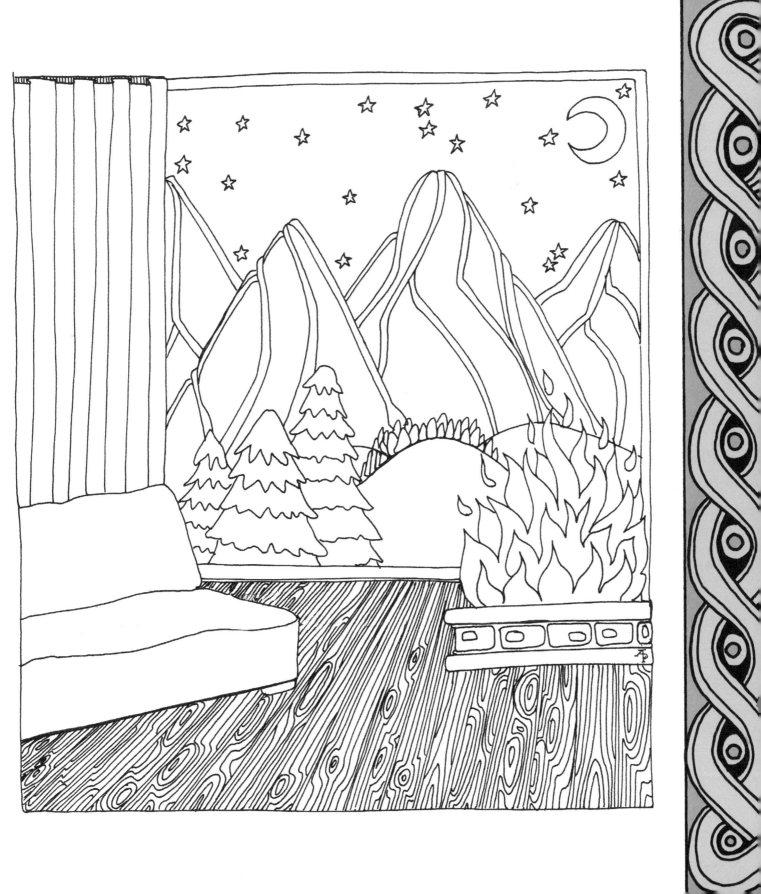

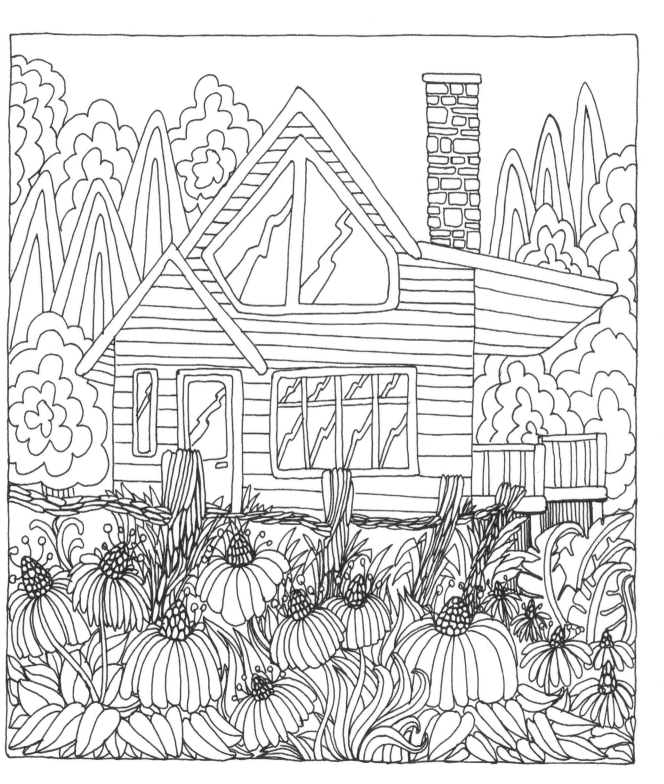
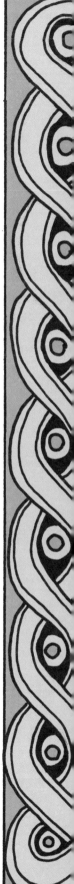

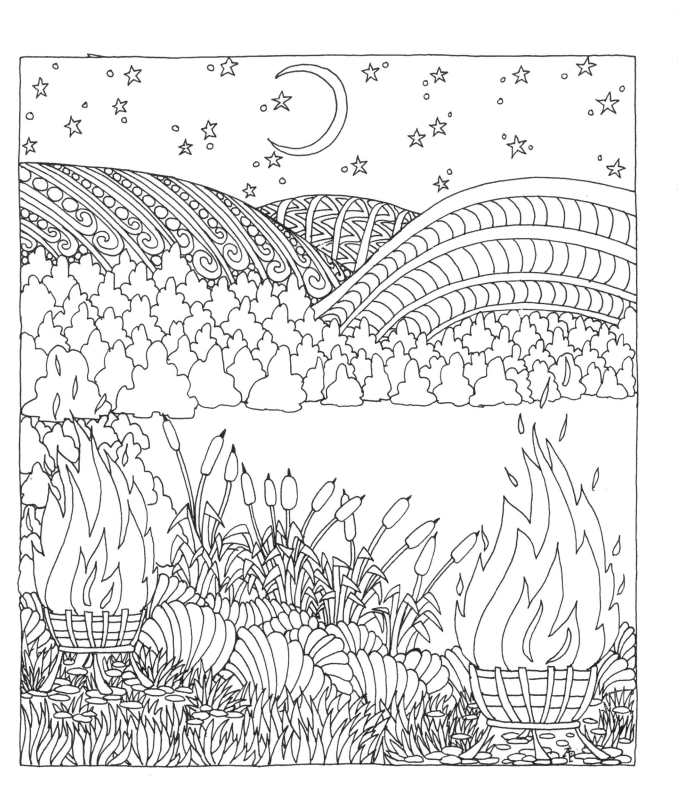
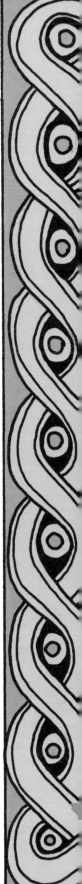

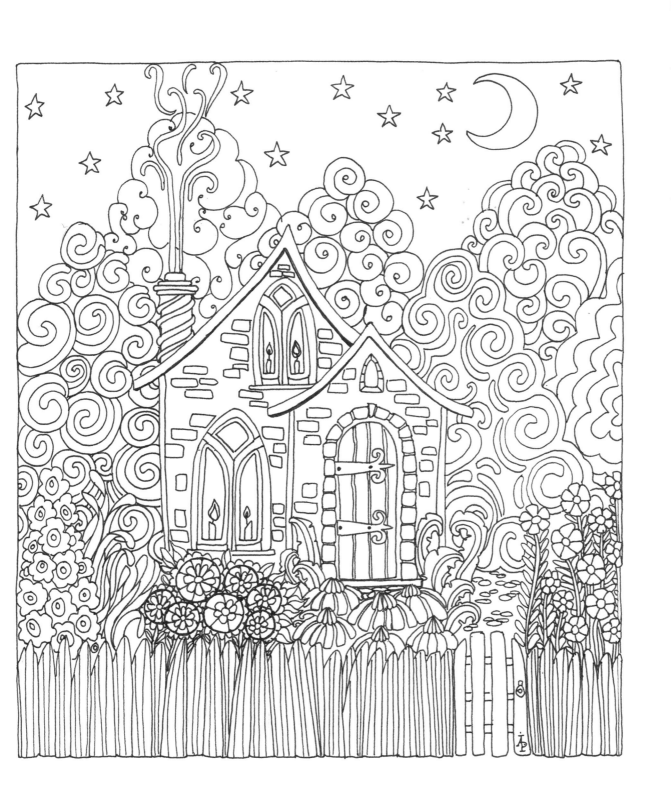
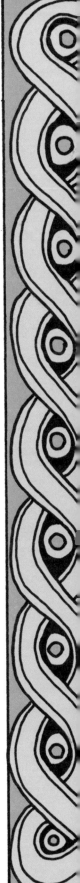

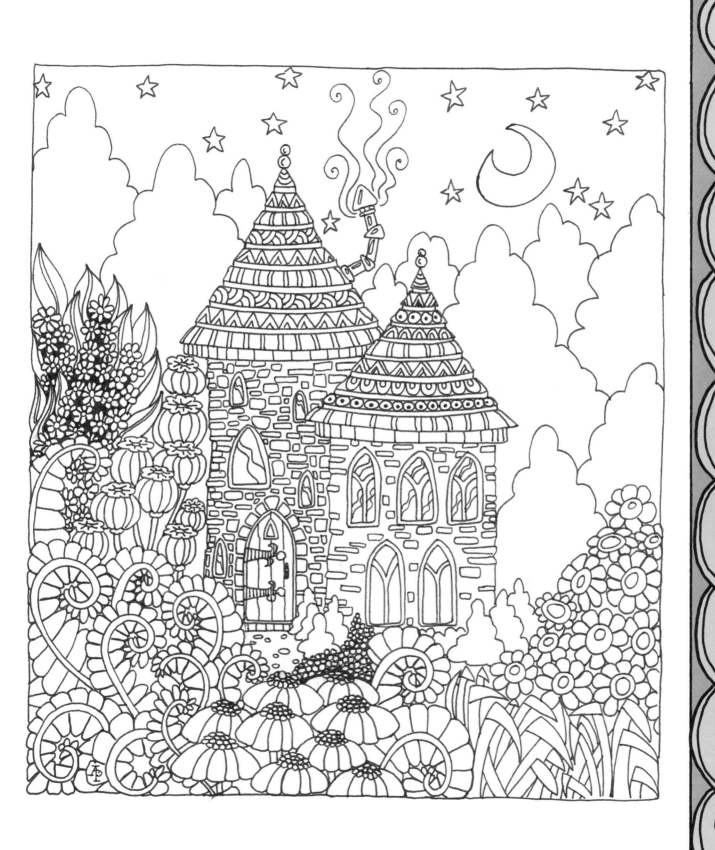

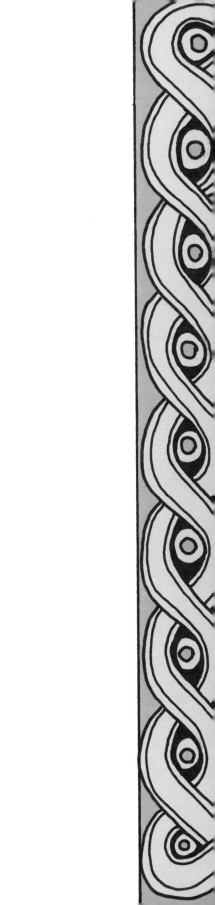

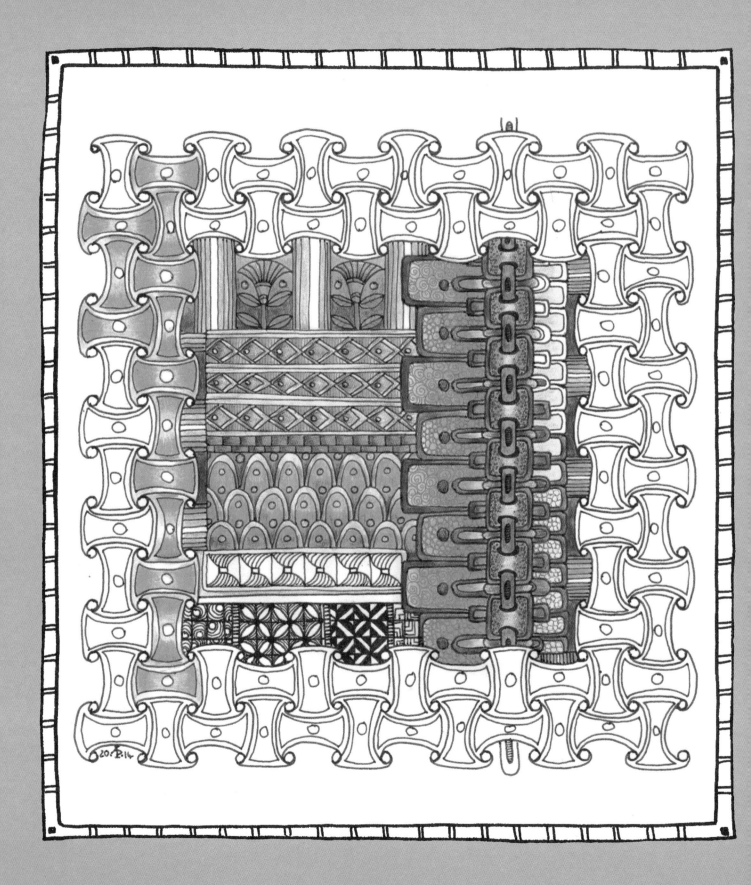

Chapter 4

幾何圖樣

幾何圖樣通常與數學原理有關，而且圖形對稱，在視覺上傳出一種平衡感，而這種平衡感會讓人感覺規律、平靜與專注。即使是不對稱的圖形，例如費波那契數列的螺旋形與黃金比例切割，也會傳達出一種平衡感，因為它們會形成一種指數與帶有邏輯性的圖樣。在大自然中可以發現到的有機、幾何圖形，像是鸚鵡螺的殼、水晶、雪花，也有撫慰人心的作用。重複的圖樣，特別是繁複的形狀，絕對會讓人想一直塗上顏色，甚至會引領人專注與靜心。當你思索在接下來的幾何圖樣上要塗什麼顏色時，可以挑選一個特別的顏色組合，或者試試互補色的搭配，或者就選同一個色系。在本章的最後留有空白的部分，你不妨大膽畫上你覺得有平衡感的圖樣，然後塗上顏色。

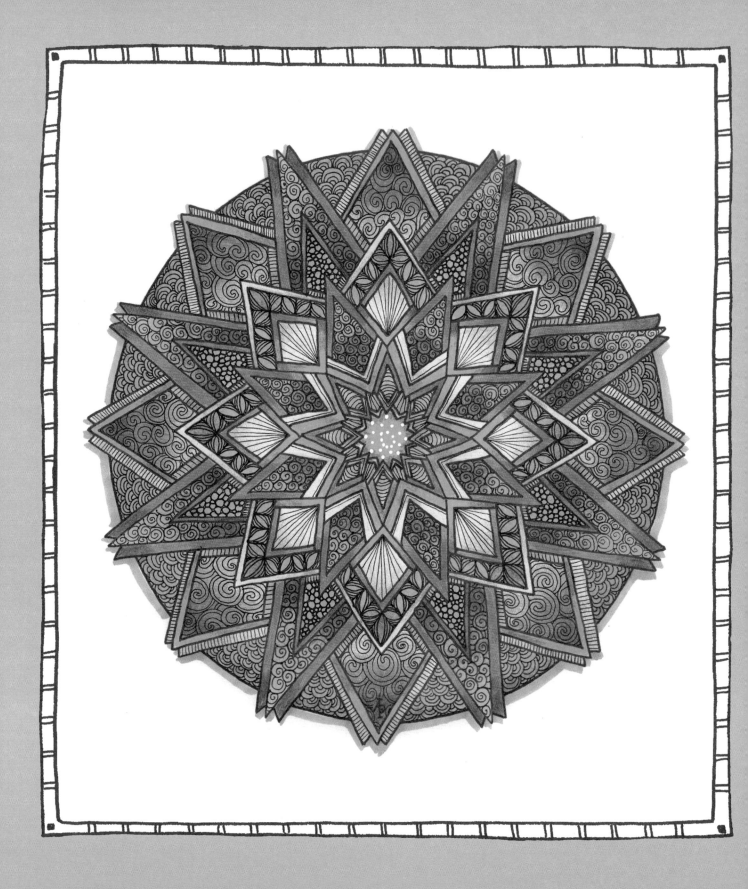

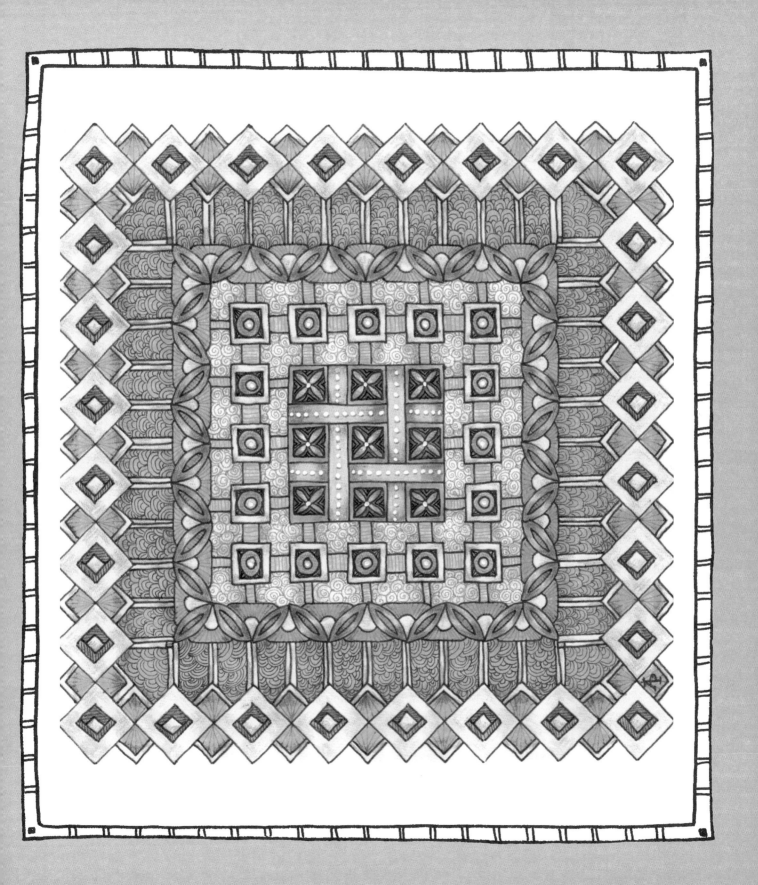

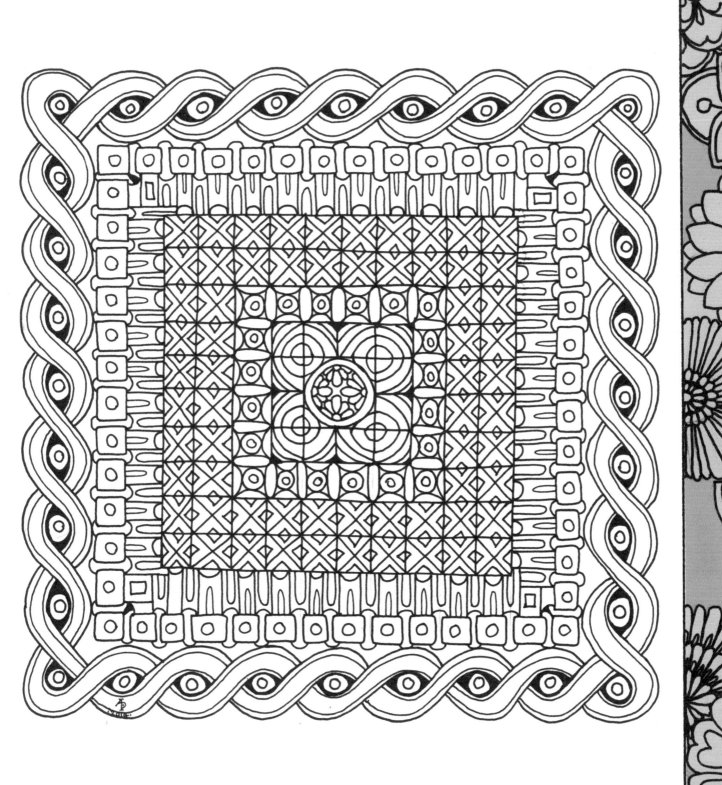

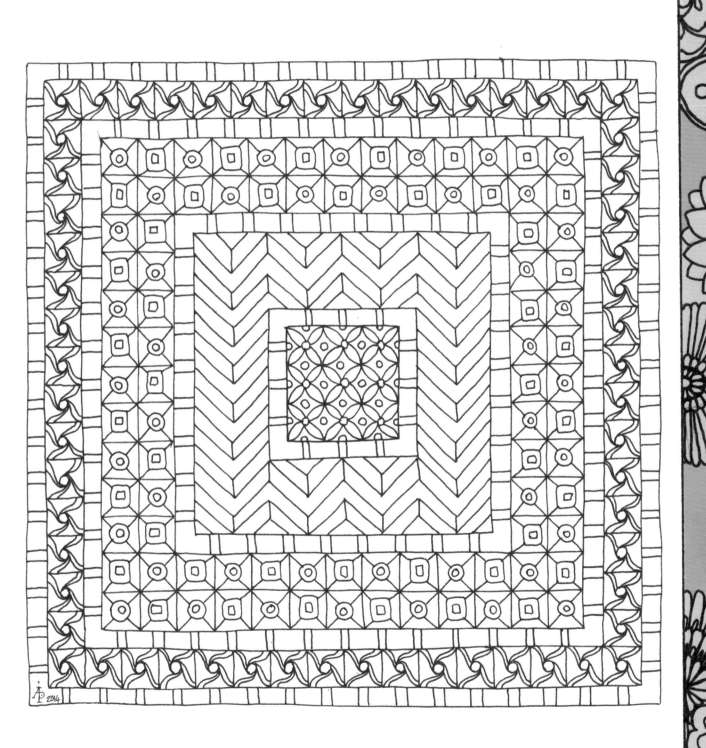

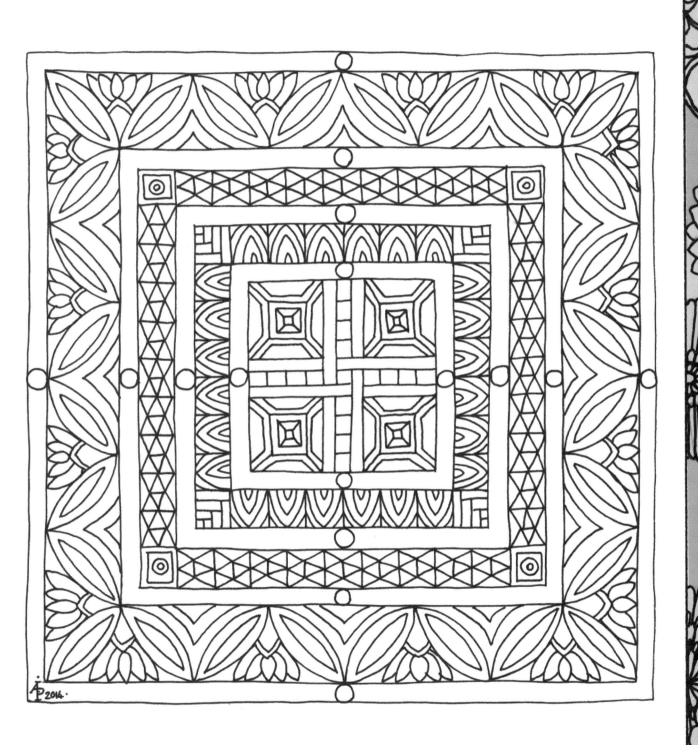

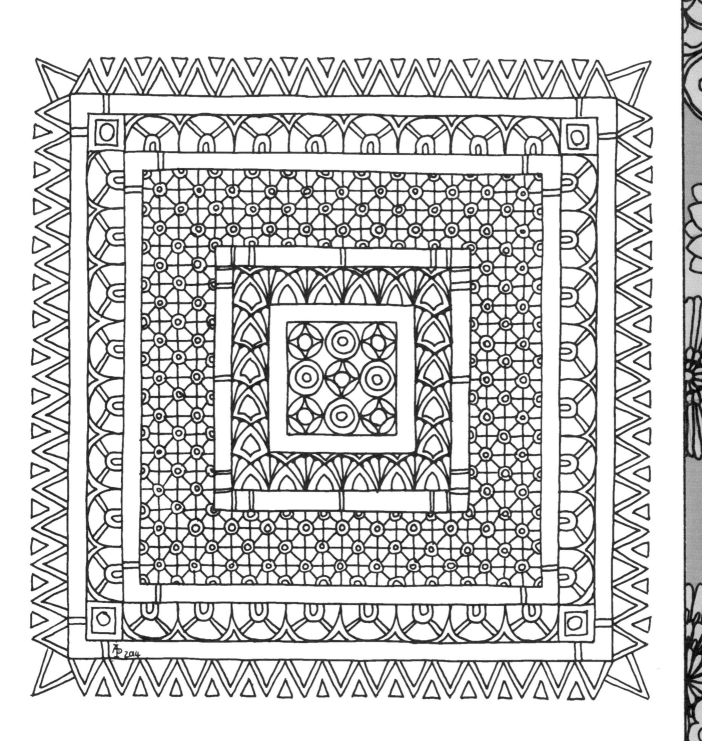

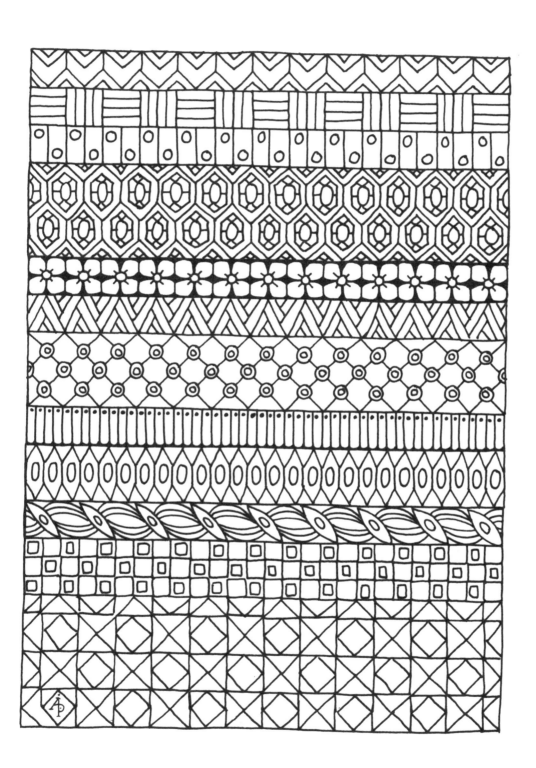

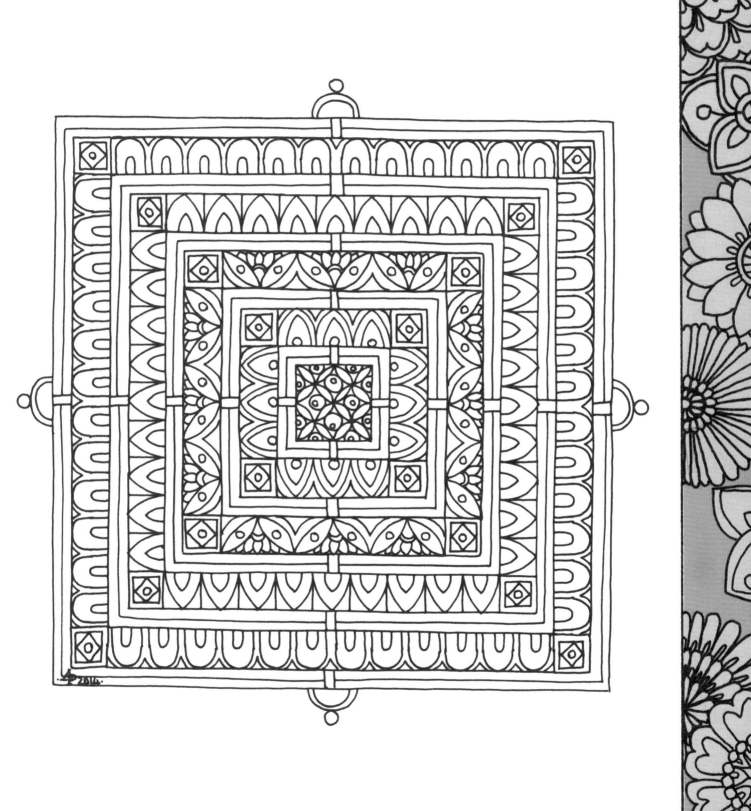

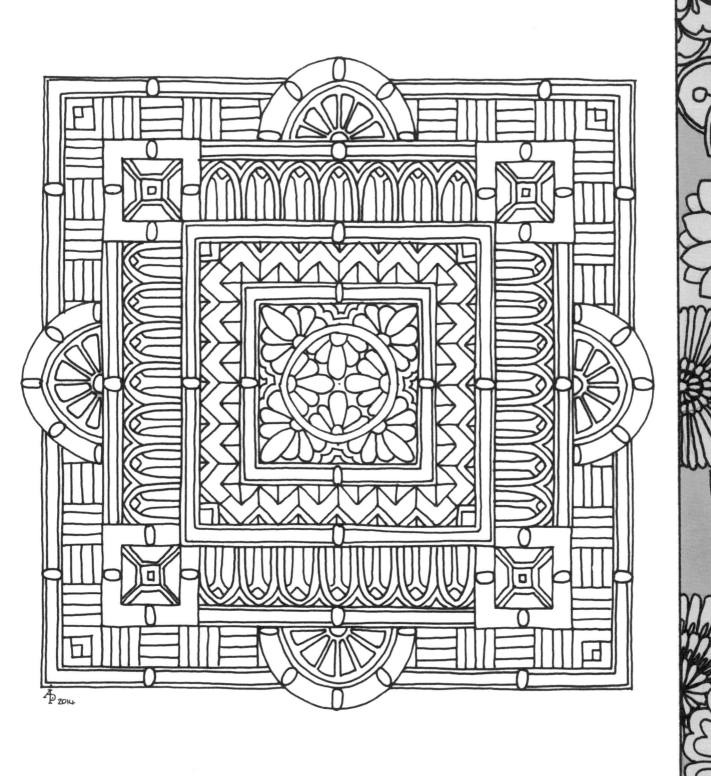

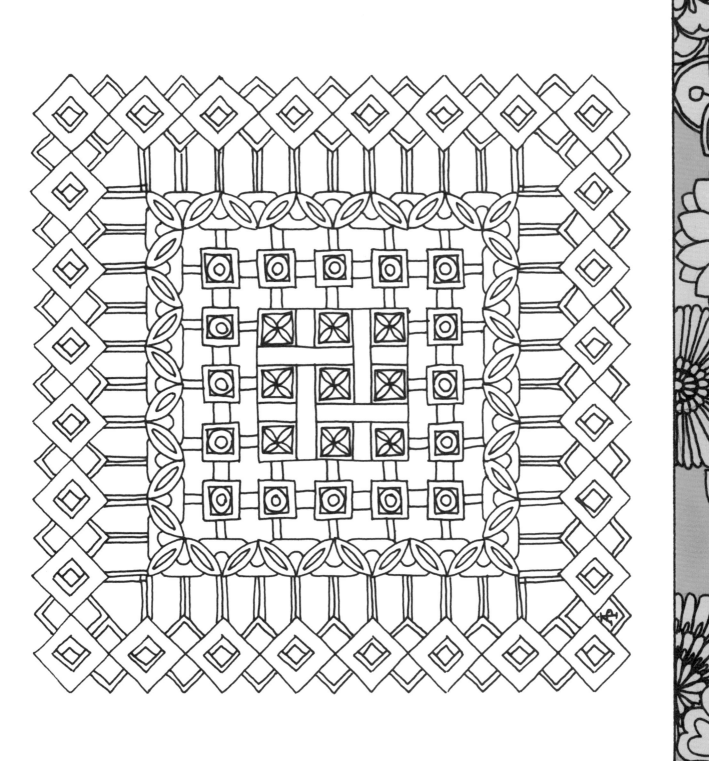

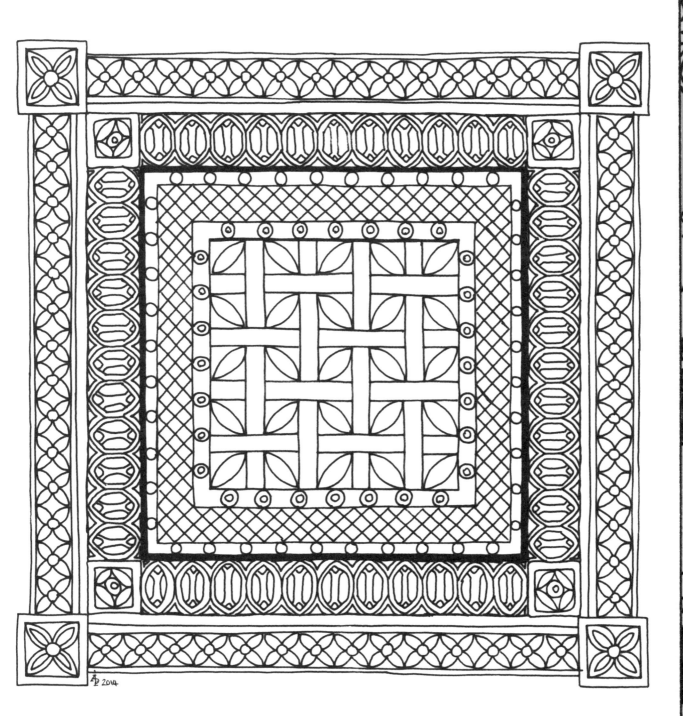
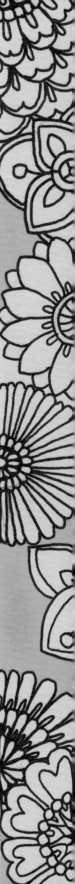

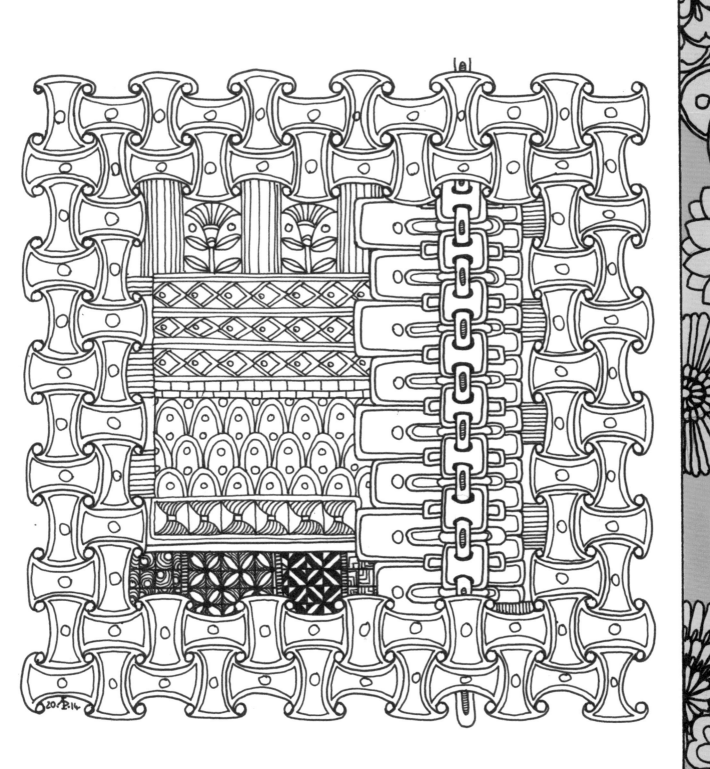

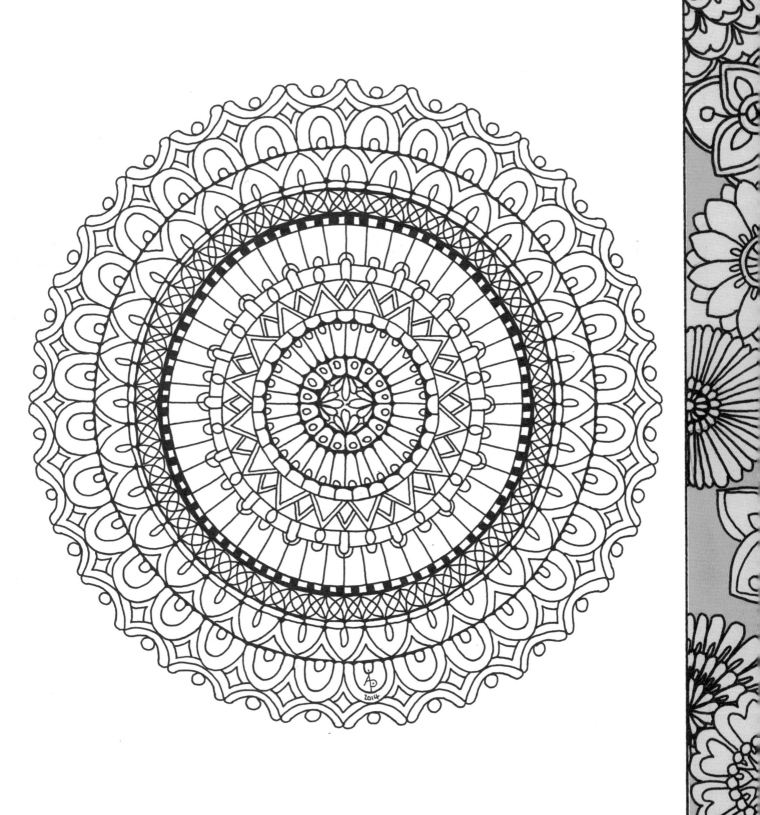

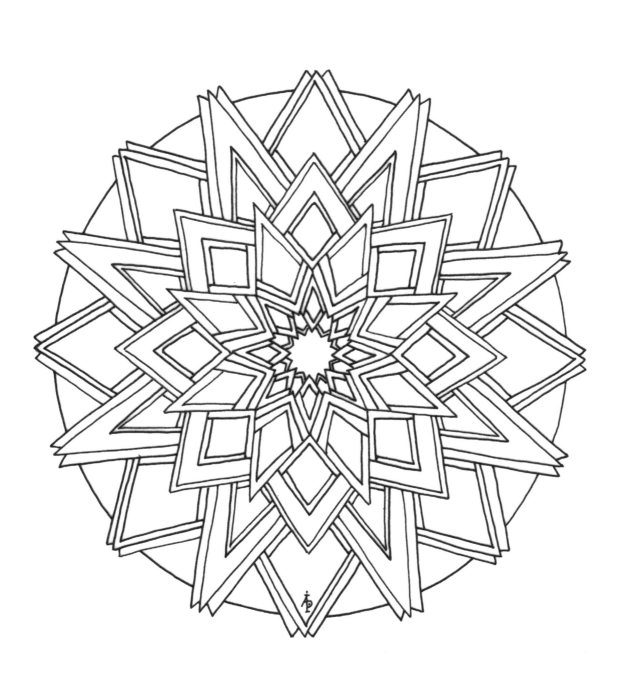

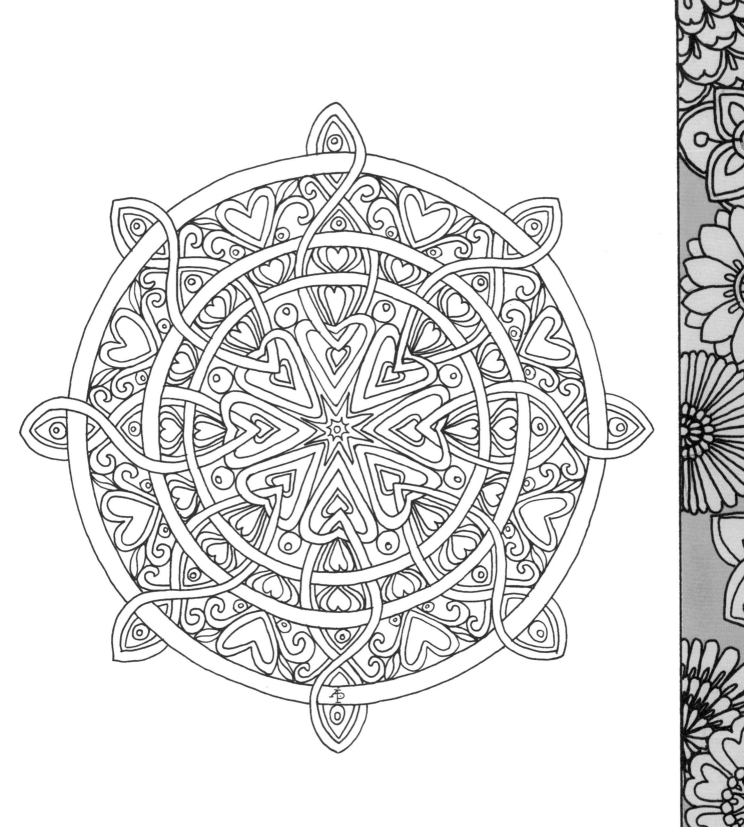

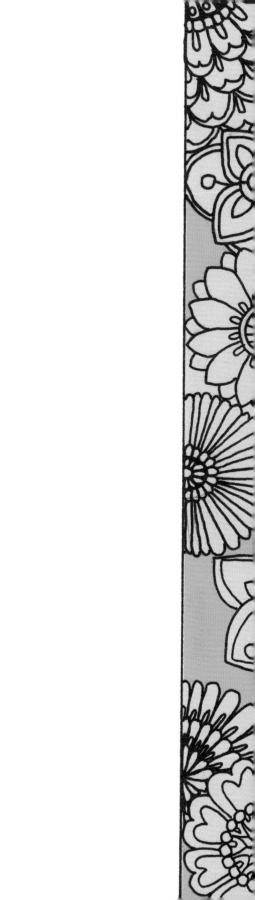

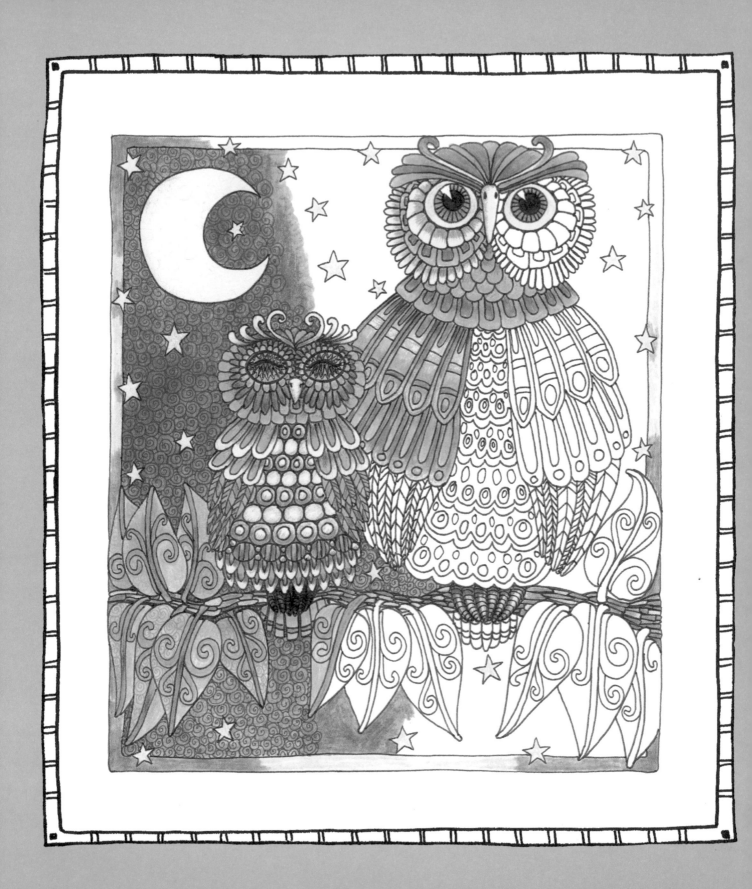

Chapter 5

動植物圖形

在大自然中可以發現很多常見讓人心情放鬆的圖形，包括動物與植物在內。蕨類植物葉子與蝴蝶翅膀上重複、幾何的圖樣，以及花朵細緻的形狀與美麗的色彩，都會讓人覺得心情寧靜。動物的形貌也會有讓人心情很好的效果，特別是可愛的動物。觀察動植物的好處是，這時人是用無意識的注意力在觀看，如此一來，可以平衡並減輕人在使用有意識的注意力時所帶來的緊張感與消耗的心力，例如專注在工作或完成某項任務。單純地專心在動植物的圖像上著色，可以舒緩每日忙碌生活所帶來的煩悶。當你思索在接下來的動植物圖像上要塗什麼顏色時，可以依你自己親近大自然的經驗來選擇顏色，或者試試使用基本的三原色色系。在本章的最後留有空白的部分，不妨大膽畫上會讓自己感到平靜的動物或植物的圖形，並塗上顏色。

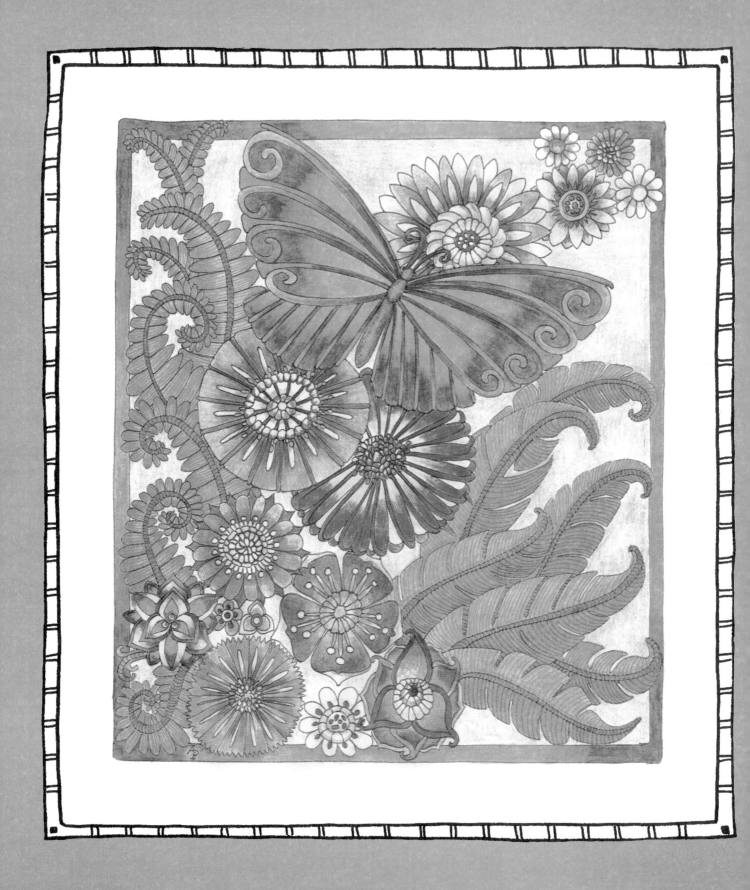

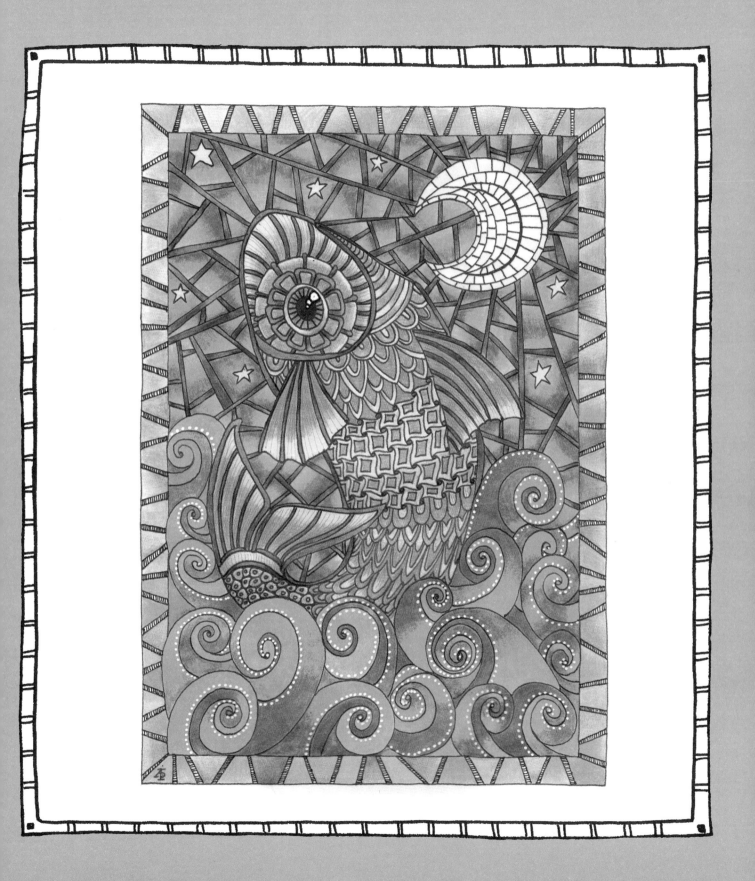

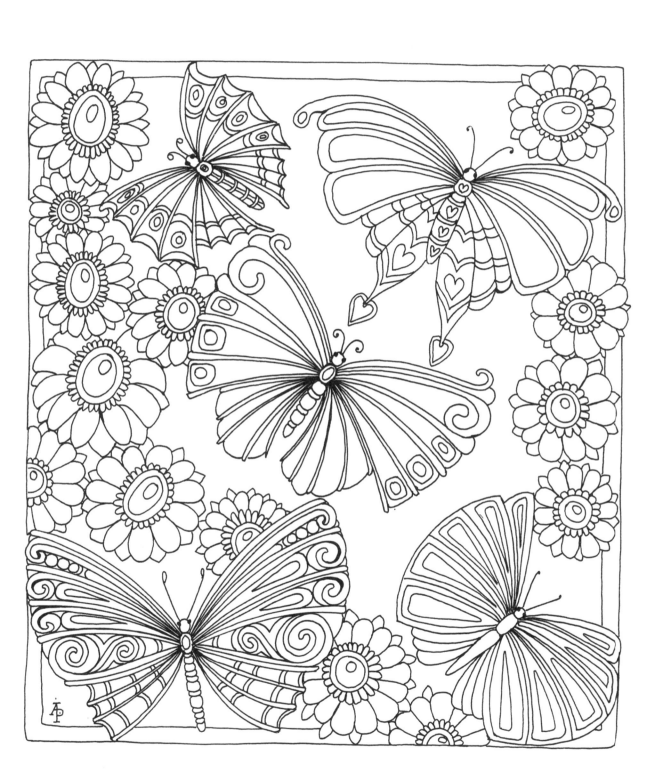
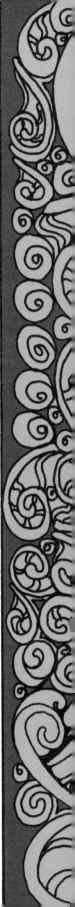

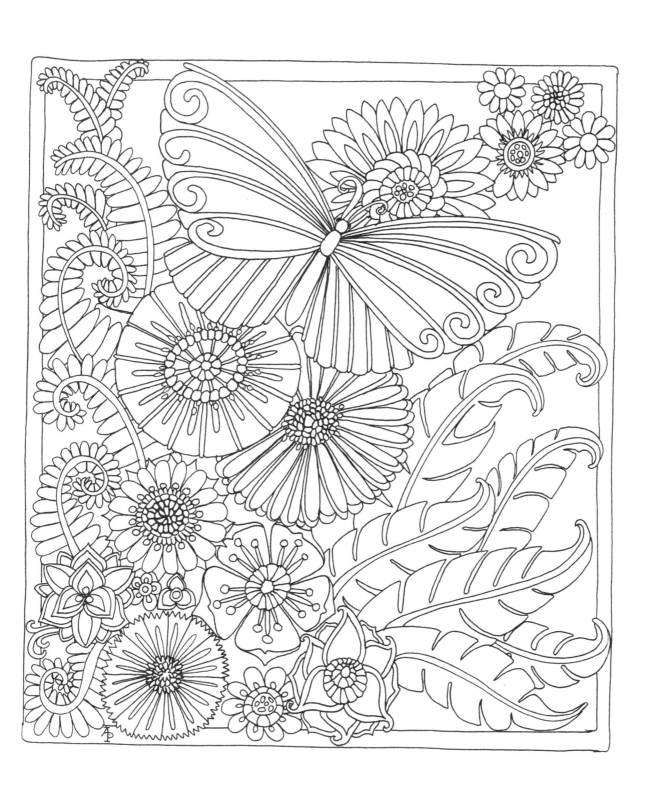
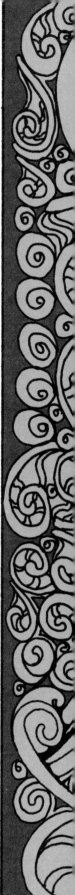

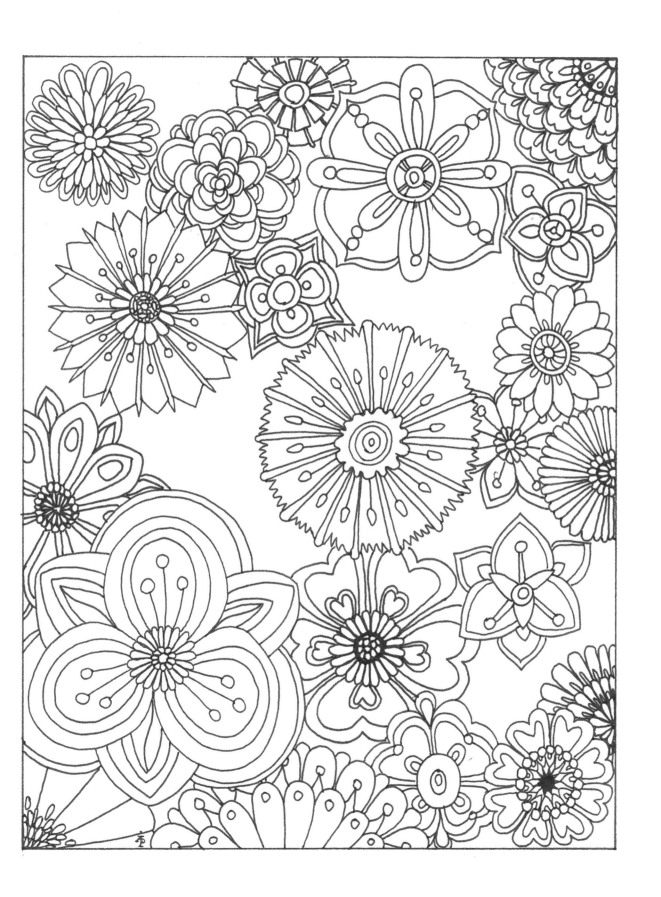
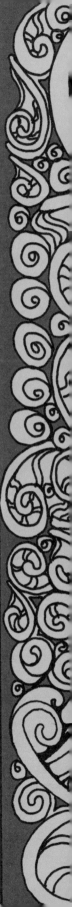

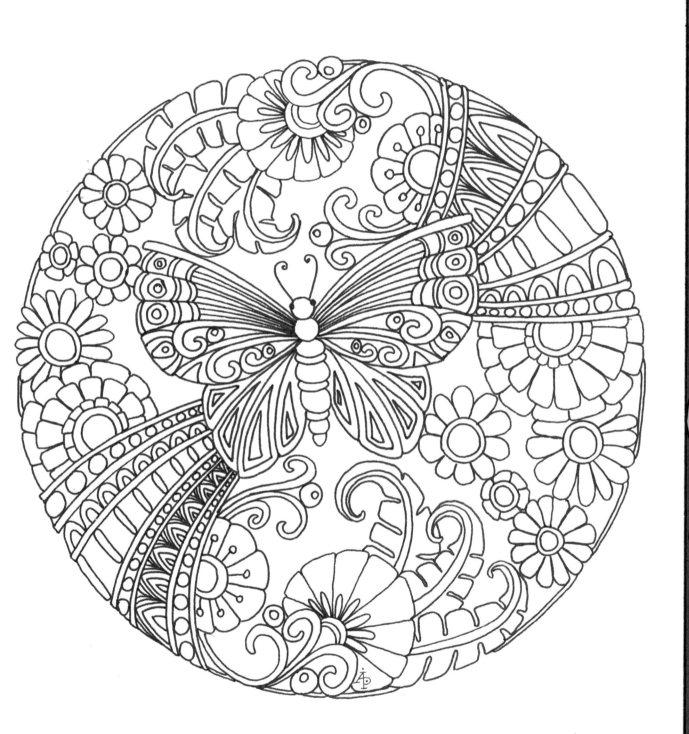
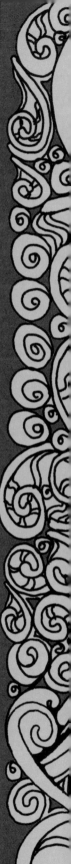

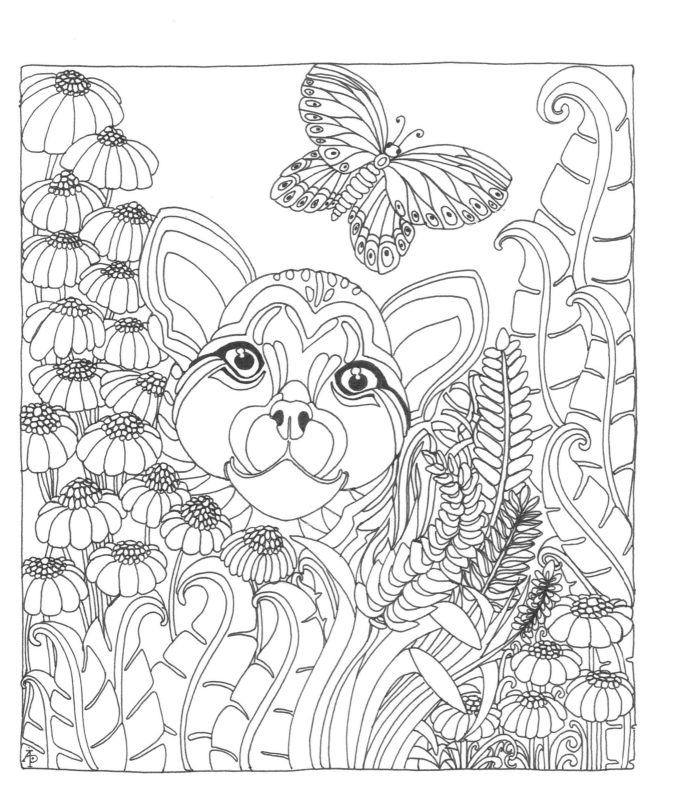
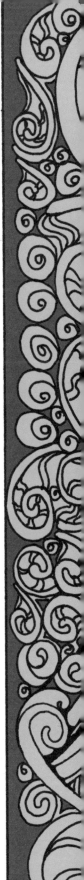

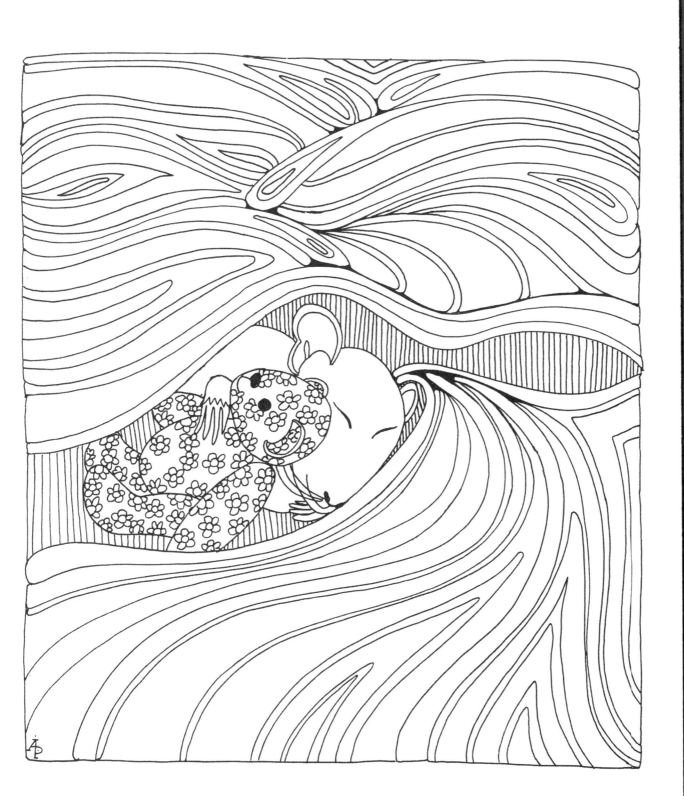
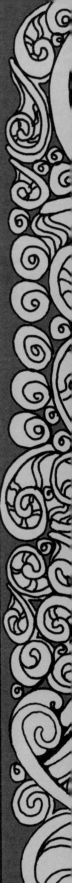

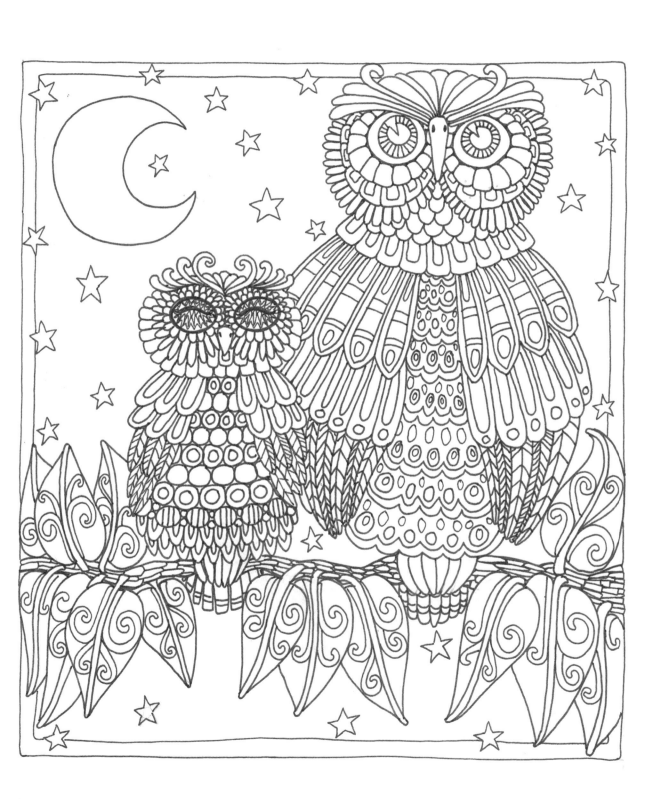
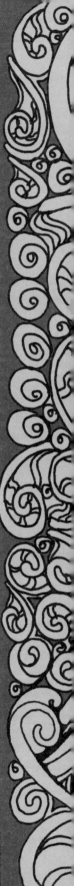

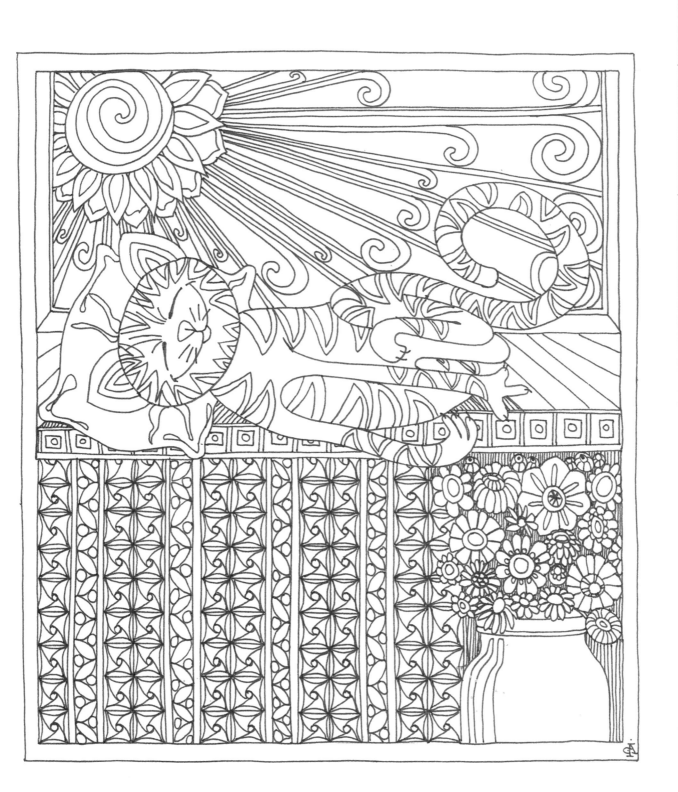
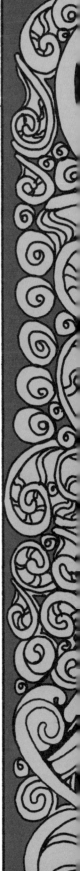

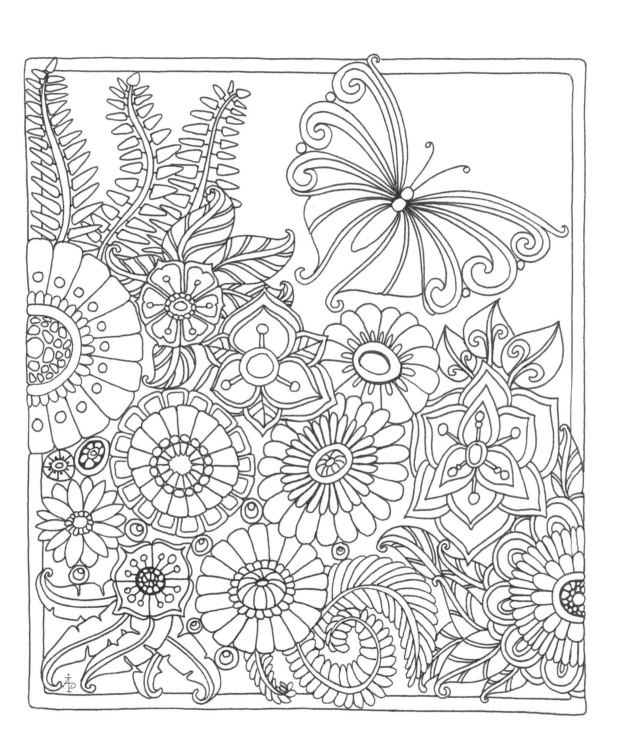
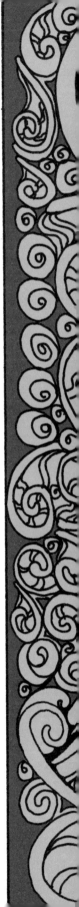

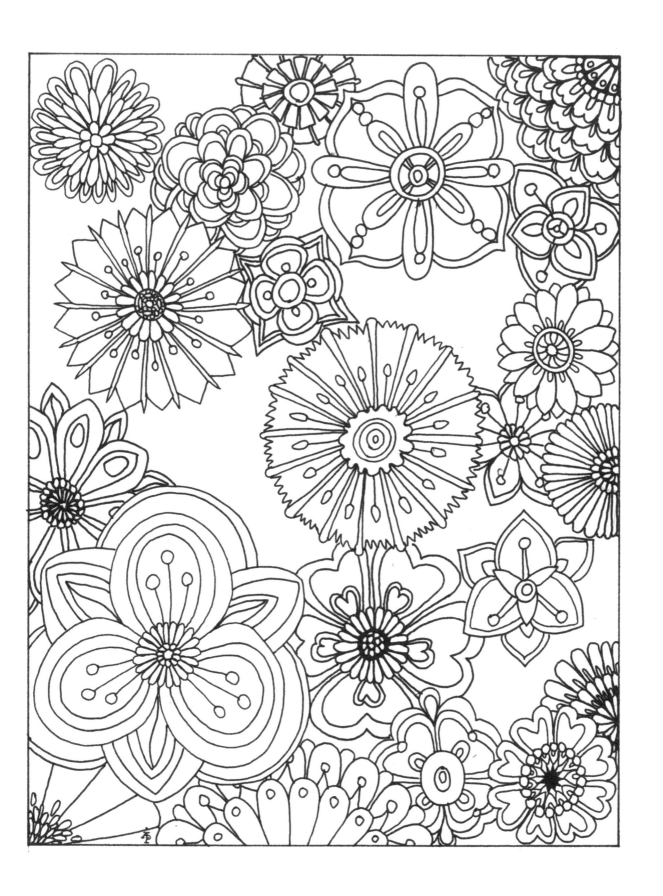
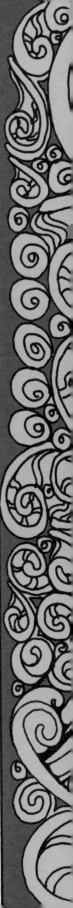

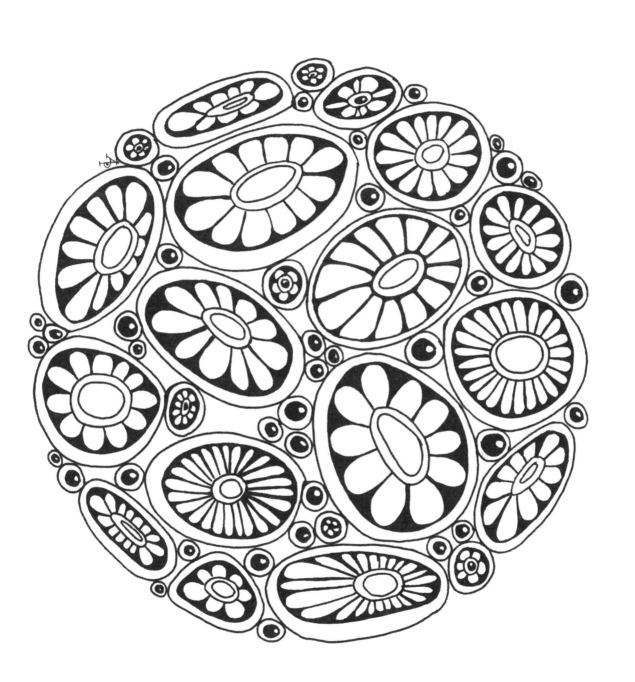

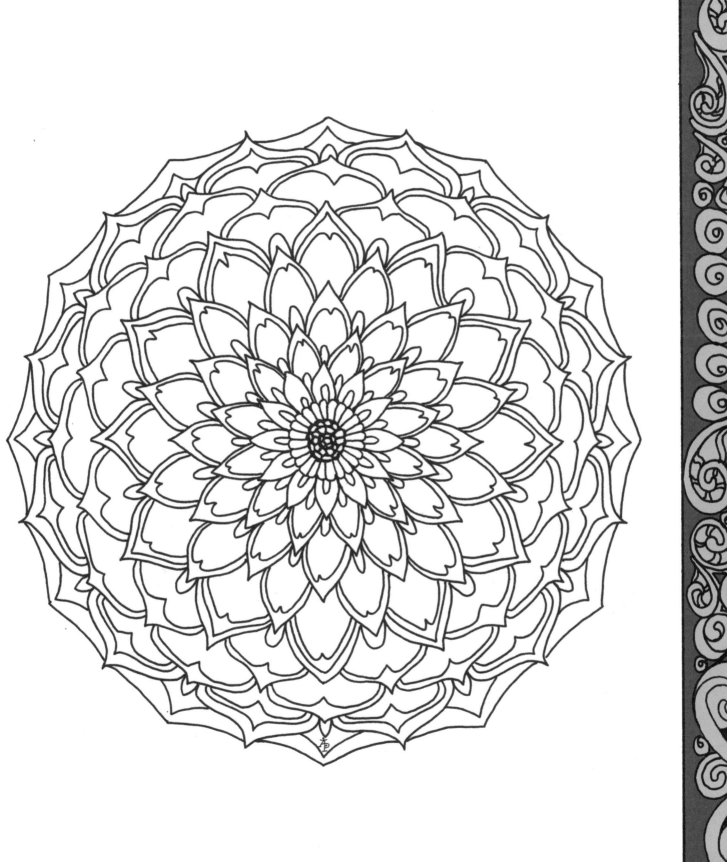

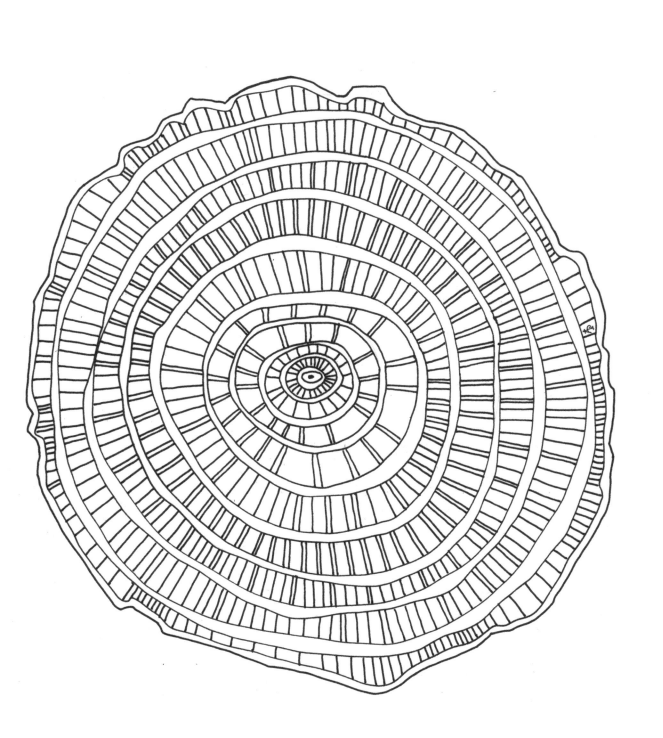
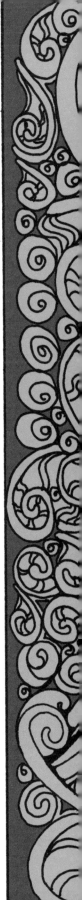

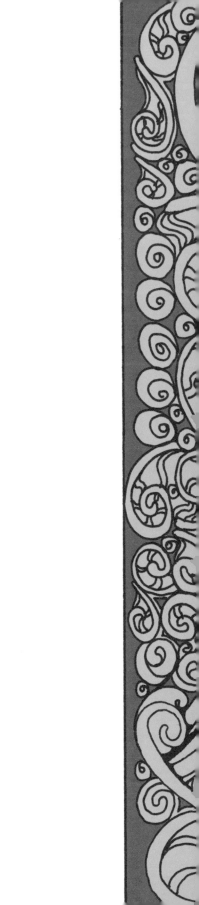

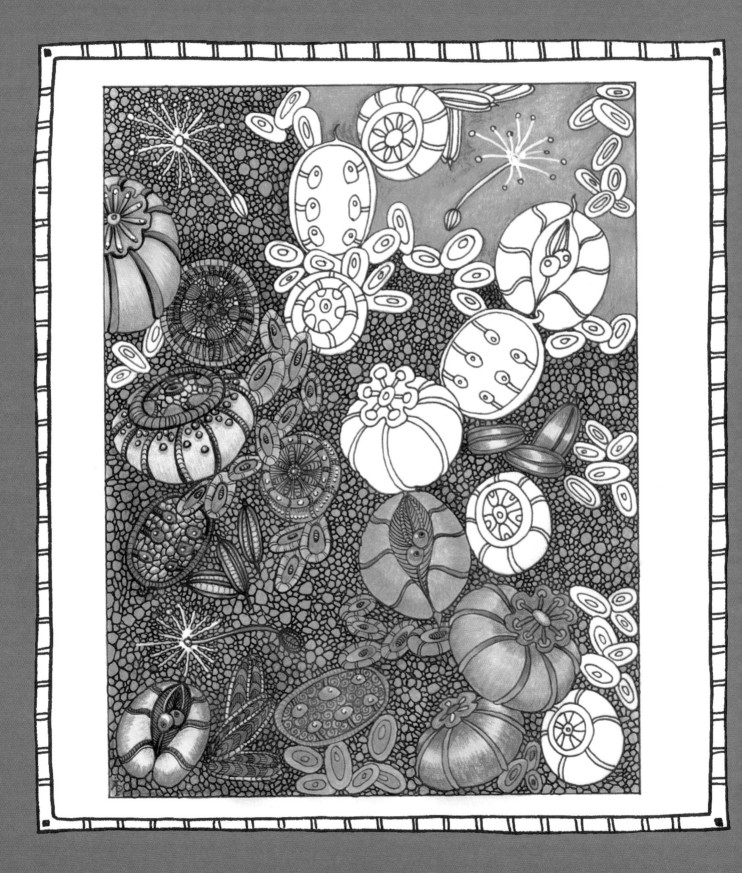

Chapter 6

大自然圖樣

大自然的世界提供了許多讓人賞心悅目的圖樣，以其重複性、簡單性和美感讓人覺得十分放鬆與平靜。有些圖形很對稱，有種規律及平衡感；有些圖形則是較為抽象，但它們的獨特性會讓人覺得興味盎然或新奇。研究顯示，人在觀看大然界中的不規則碎片形狀時，由於在看這些圖像的生理反應，會讓人消除將近百分之六十的壓力。當人在觀看有這些大自然圖樣的作品時（或在上面塗色時），也可以達到放鬆心情的效果。在接下來的頁面上會有各式各樣的大自然圖樣，例如，鸚鵡螺化石、雪花、樹木、貝殼、樹葉，當你在想要塗什麼顏色時，不妨依據自己親近大自然的經驗來選擇顏色，或者試試使用基本的三原色色系。在本章的最後留有空白的部分，你不妨大膽畫上自己覺得會心情放鬆的大自然圖樣，並塗上顏色。

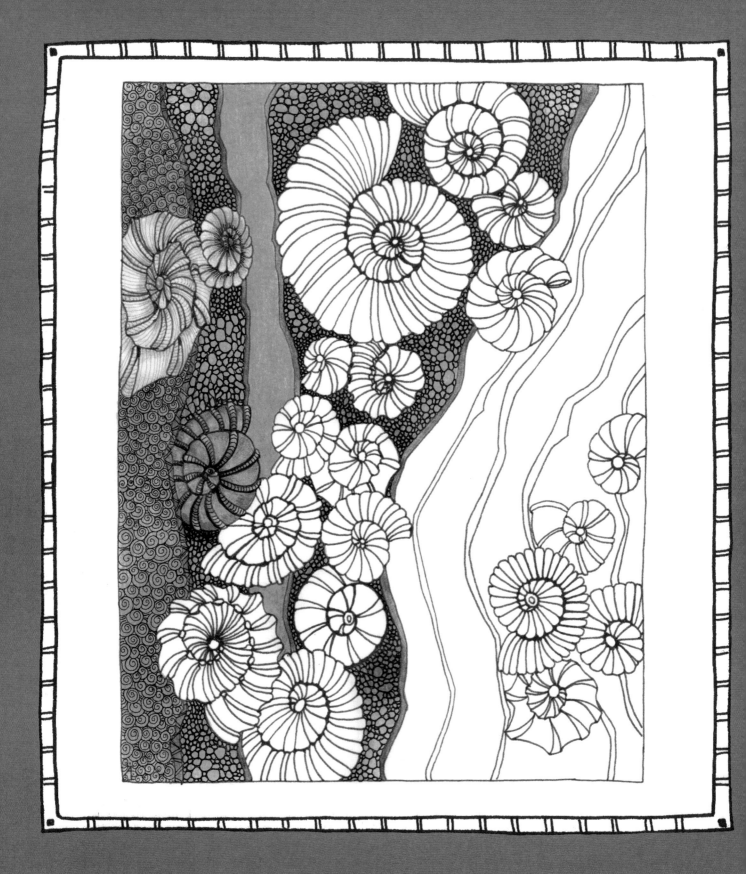

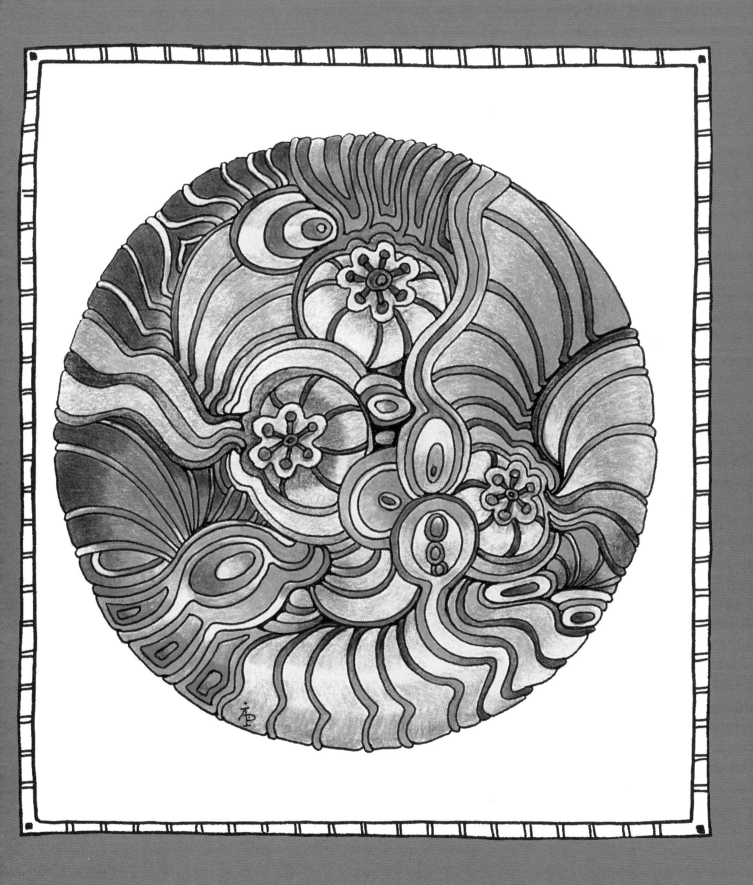

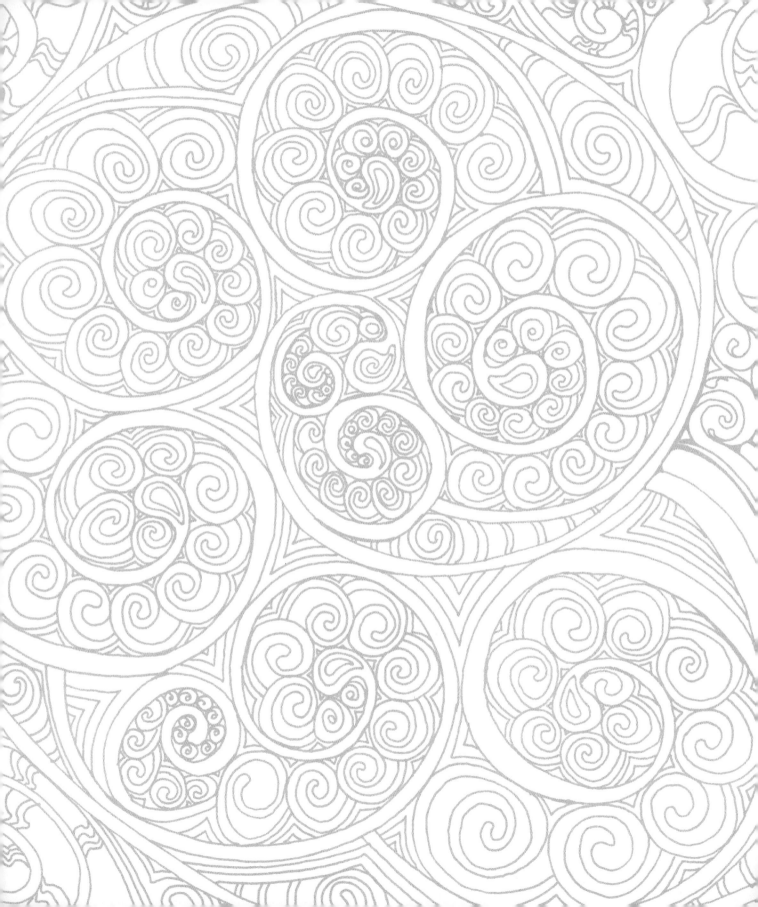

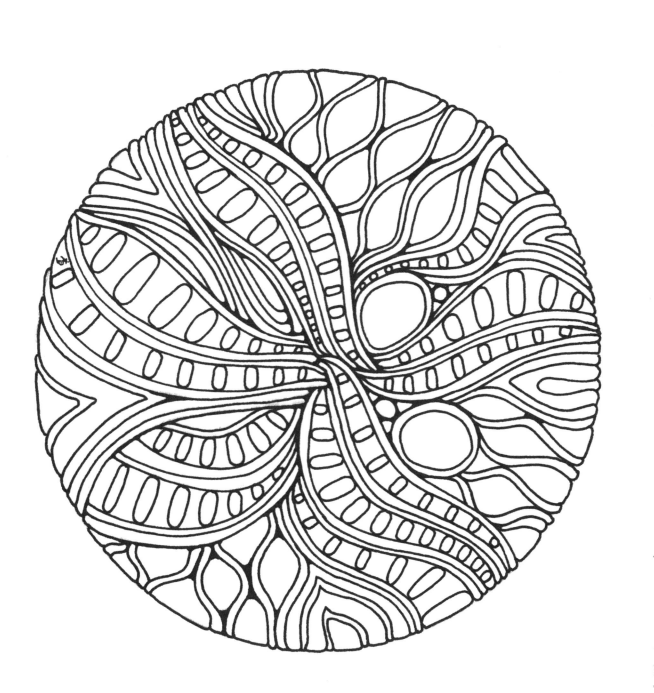

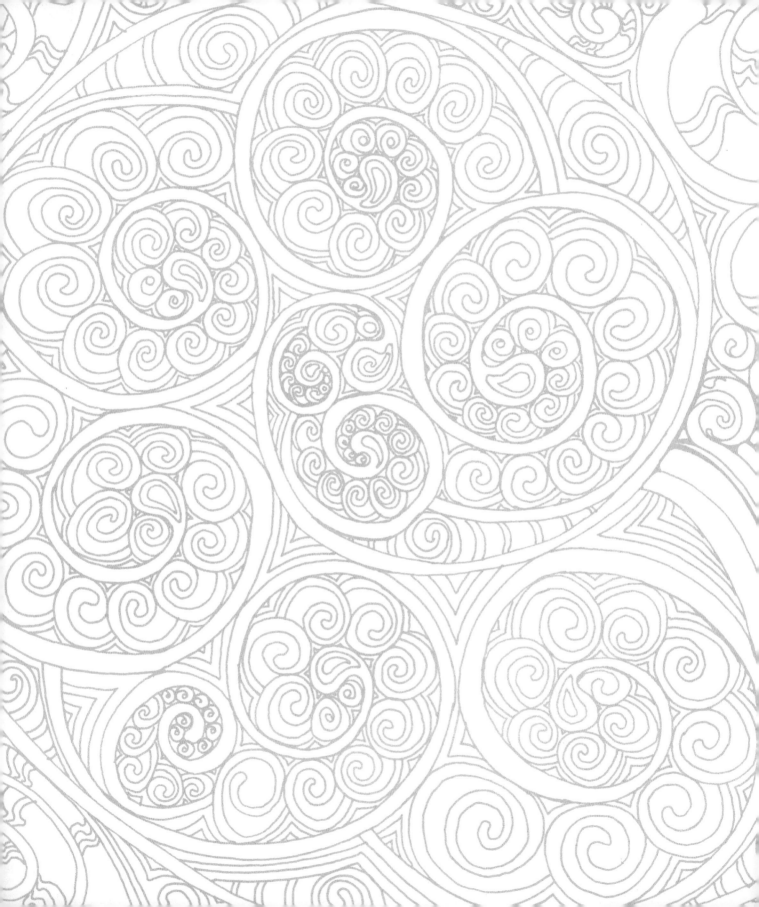

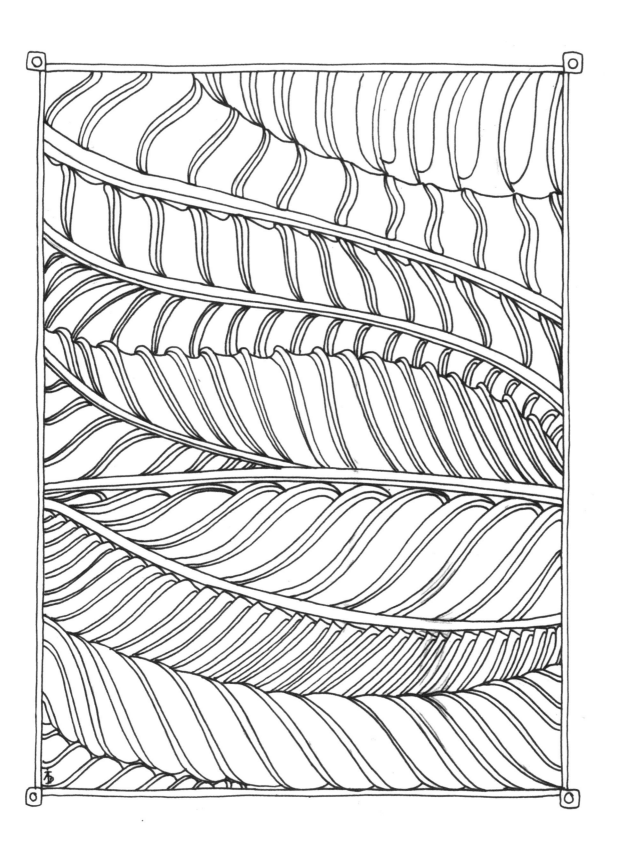

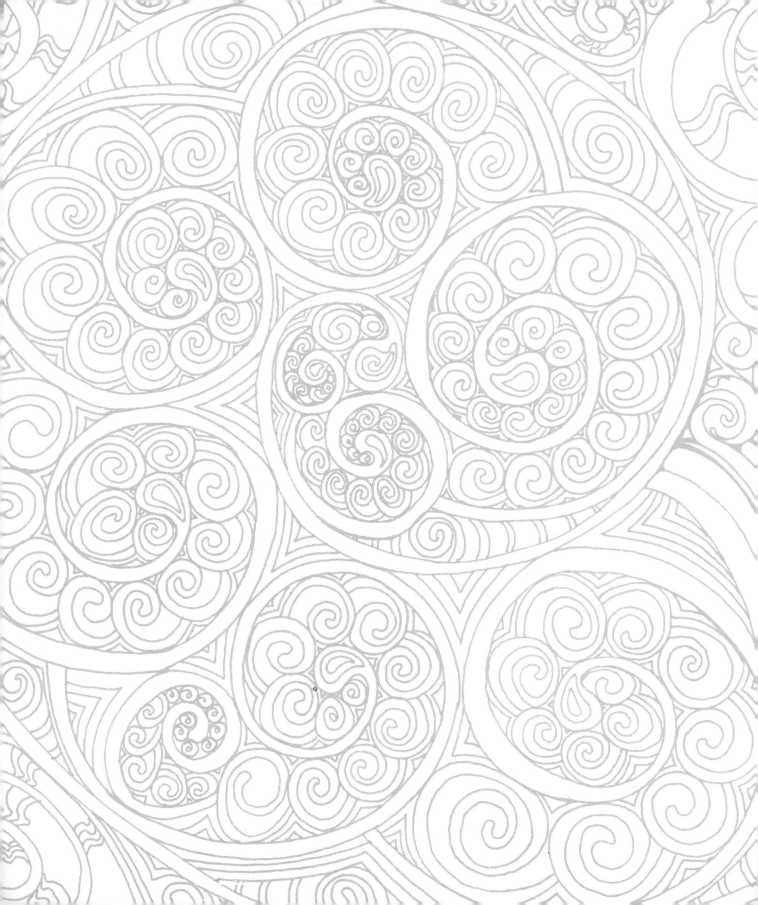

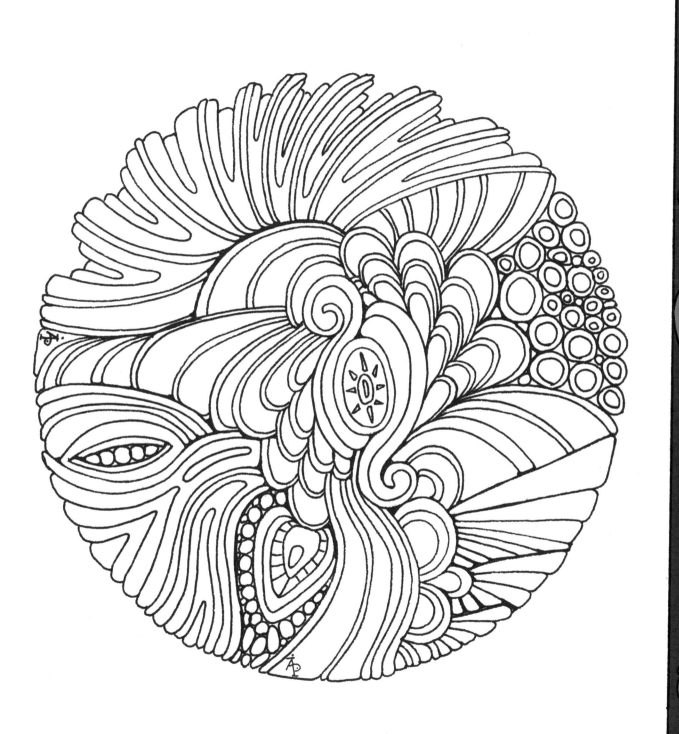

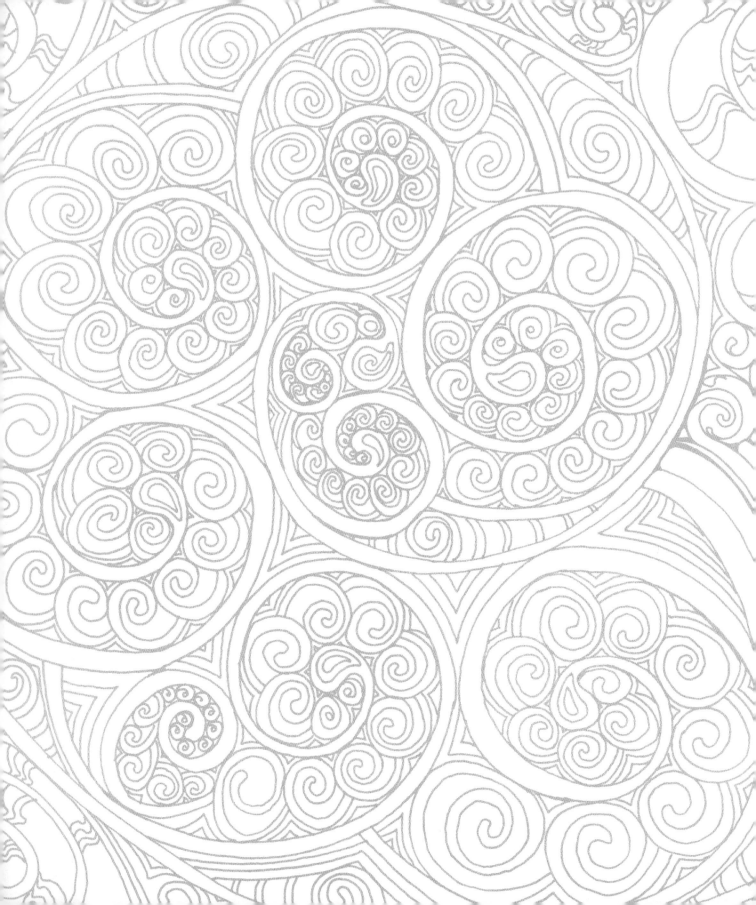

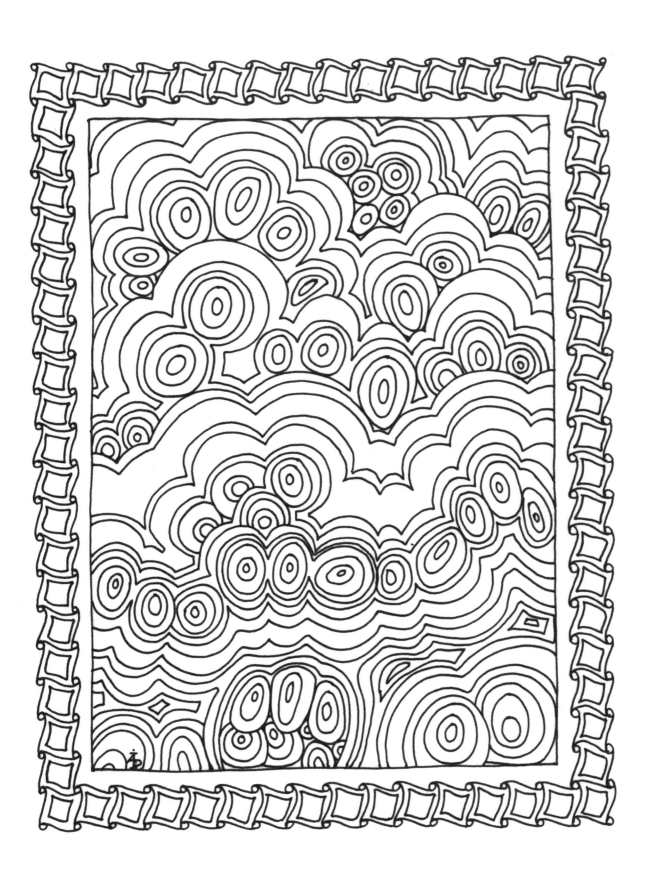

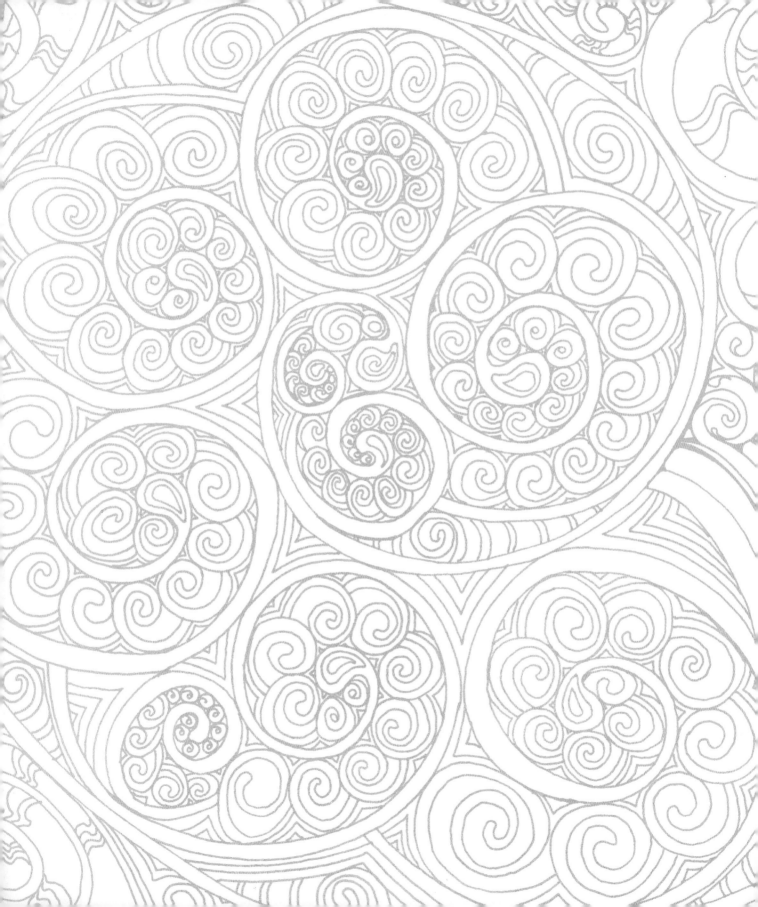

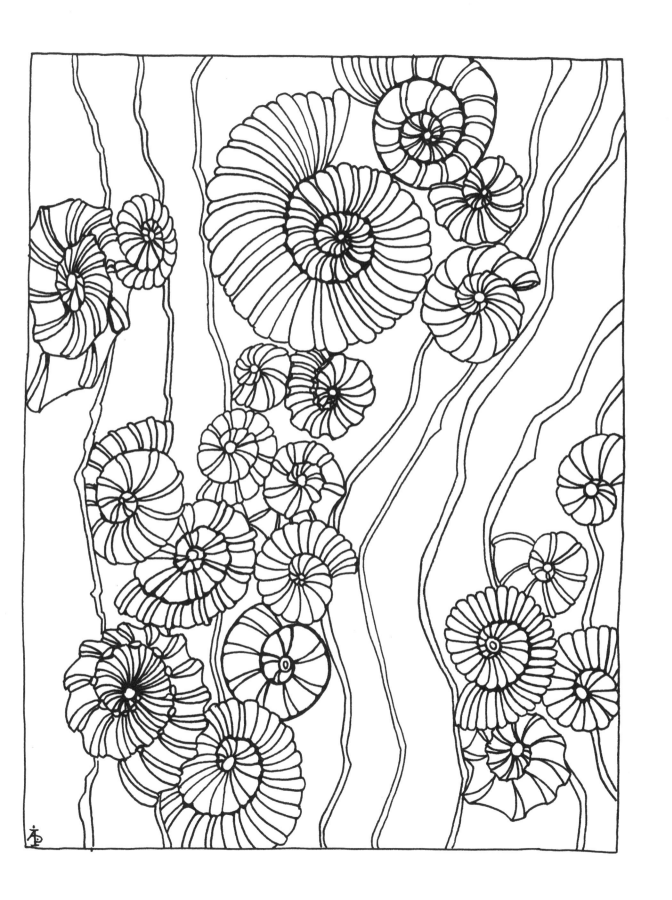

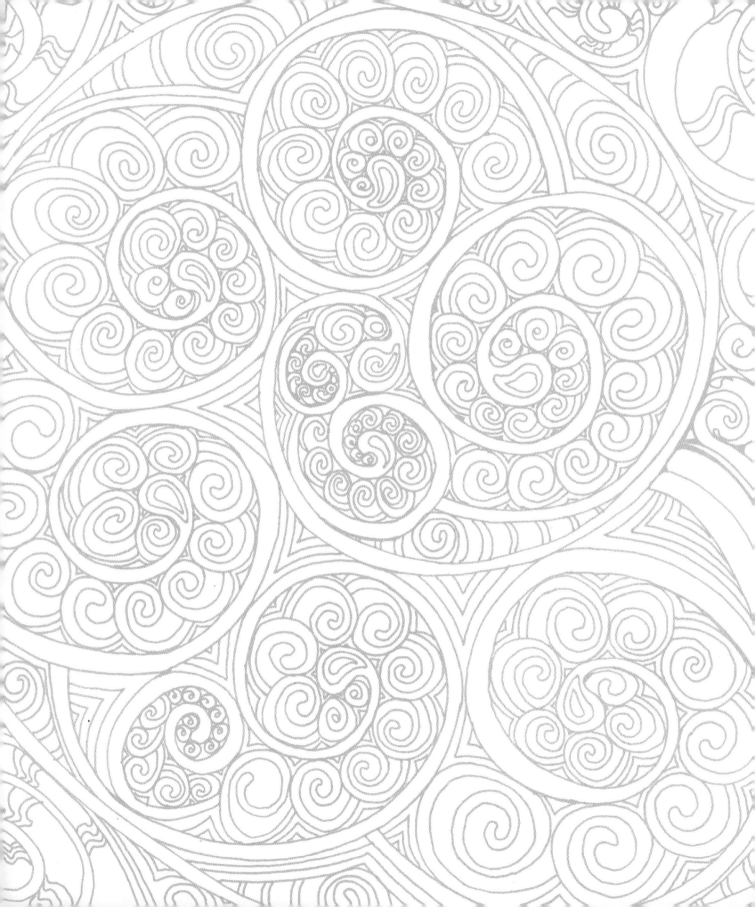

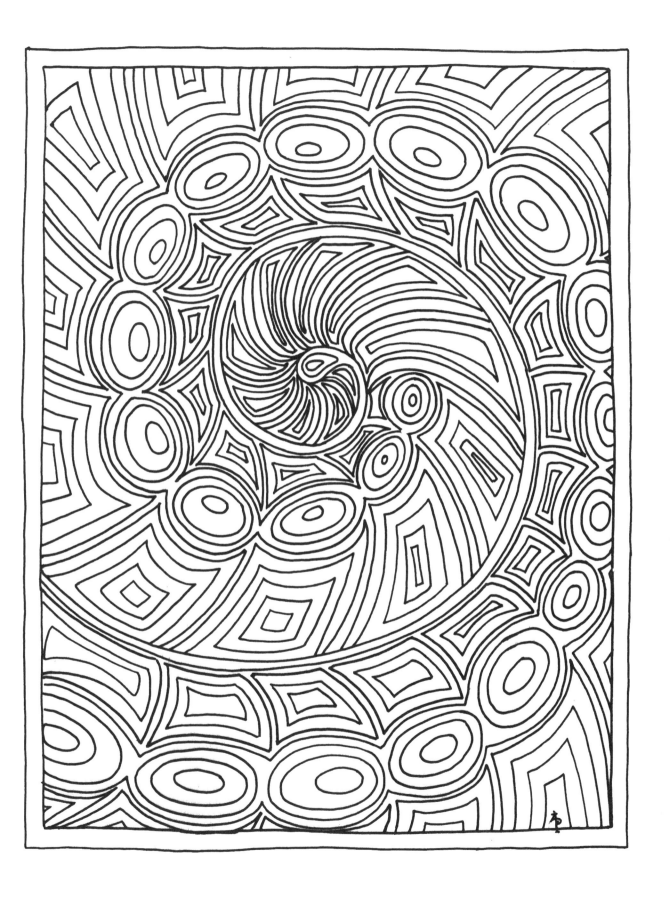

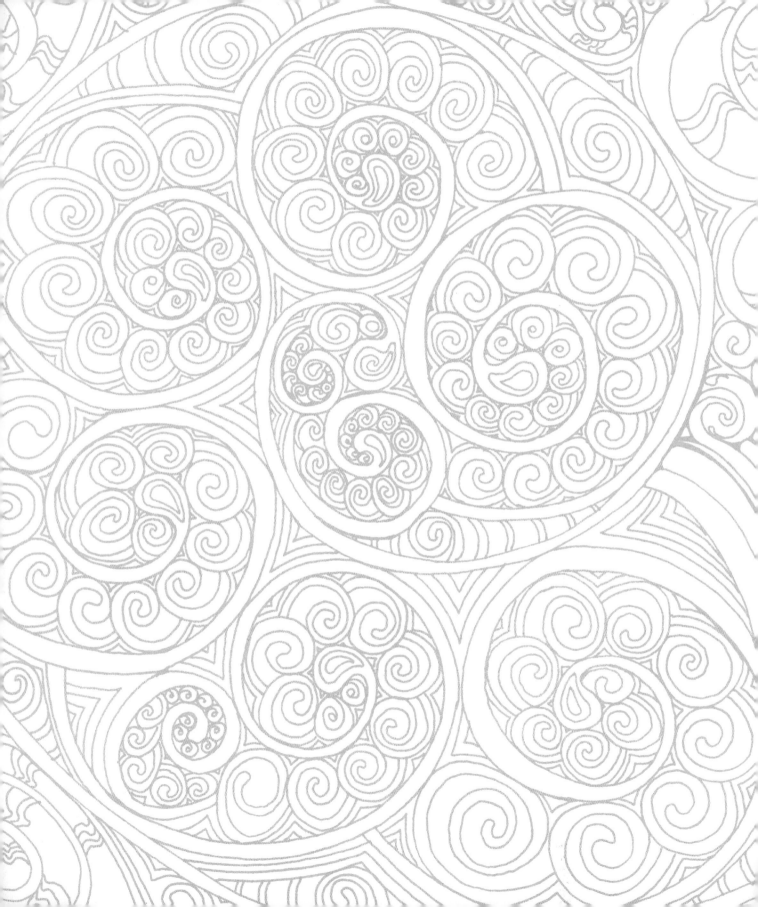

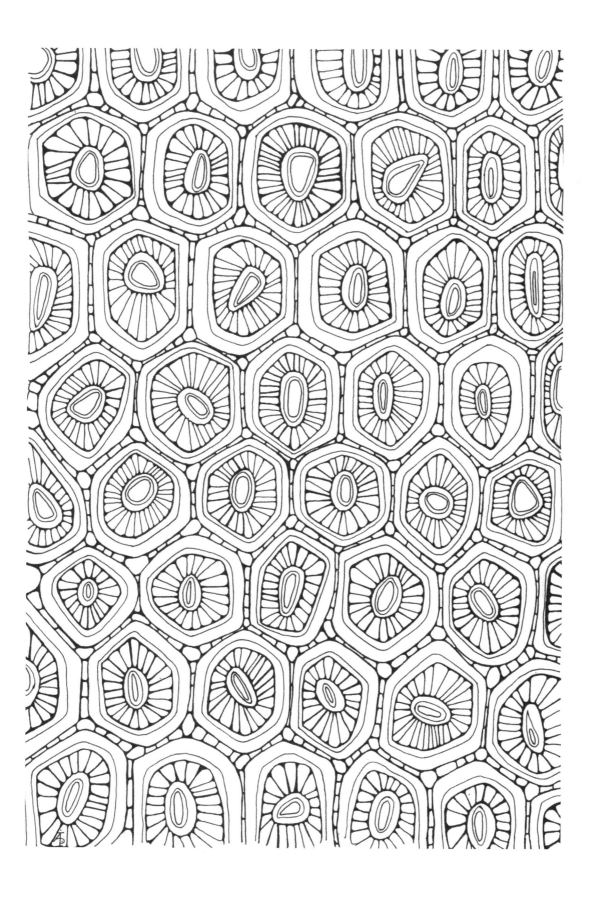

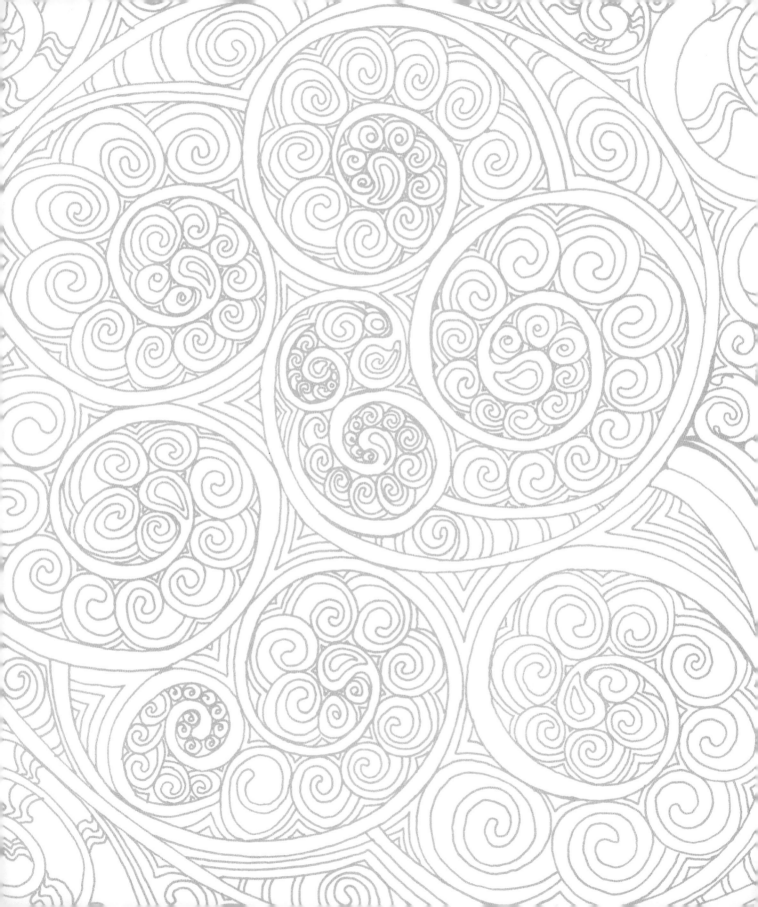

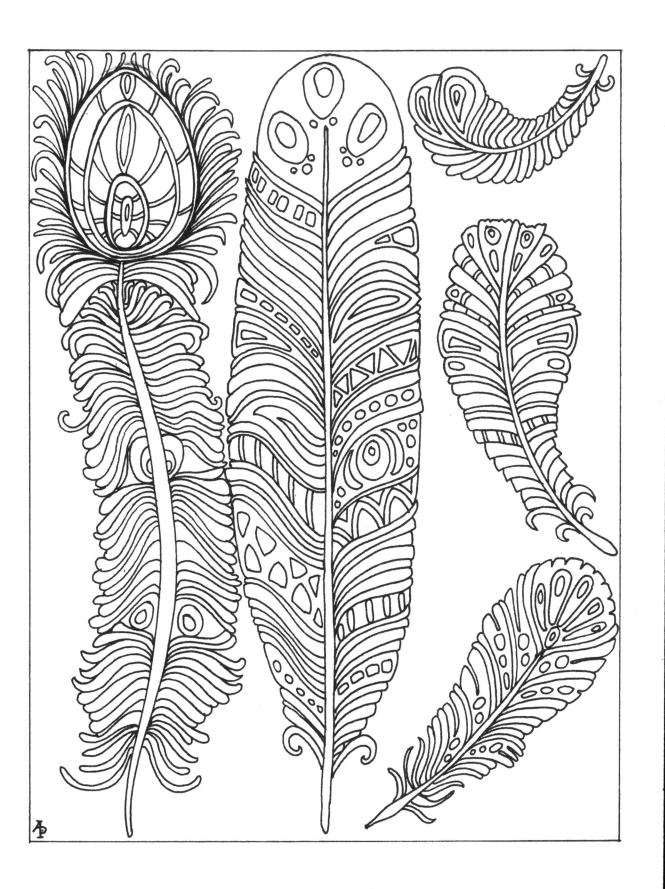

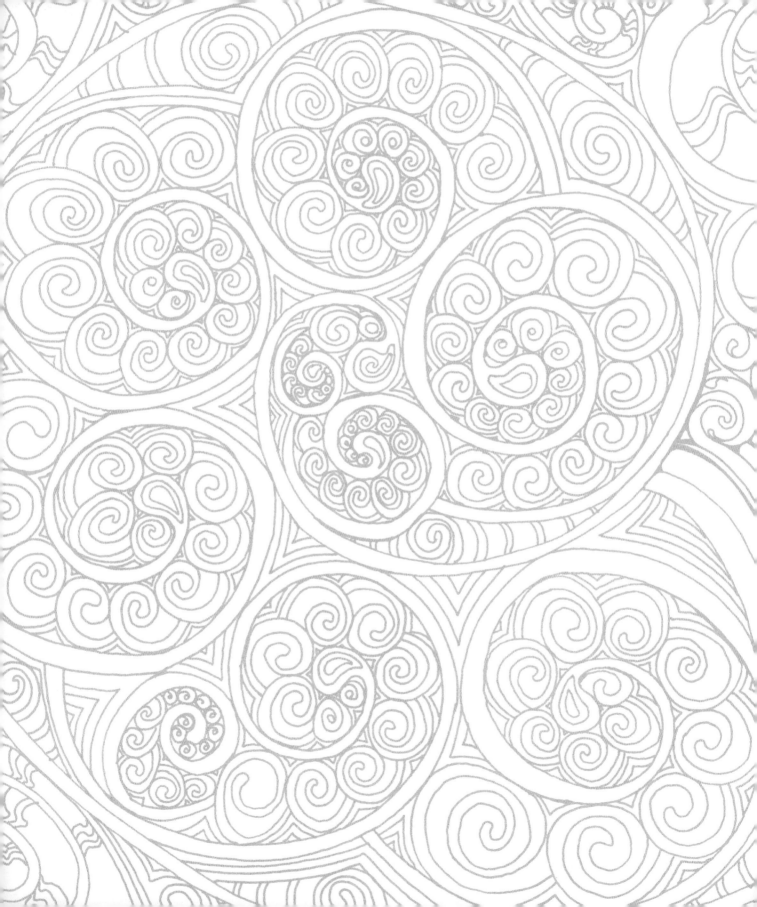

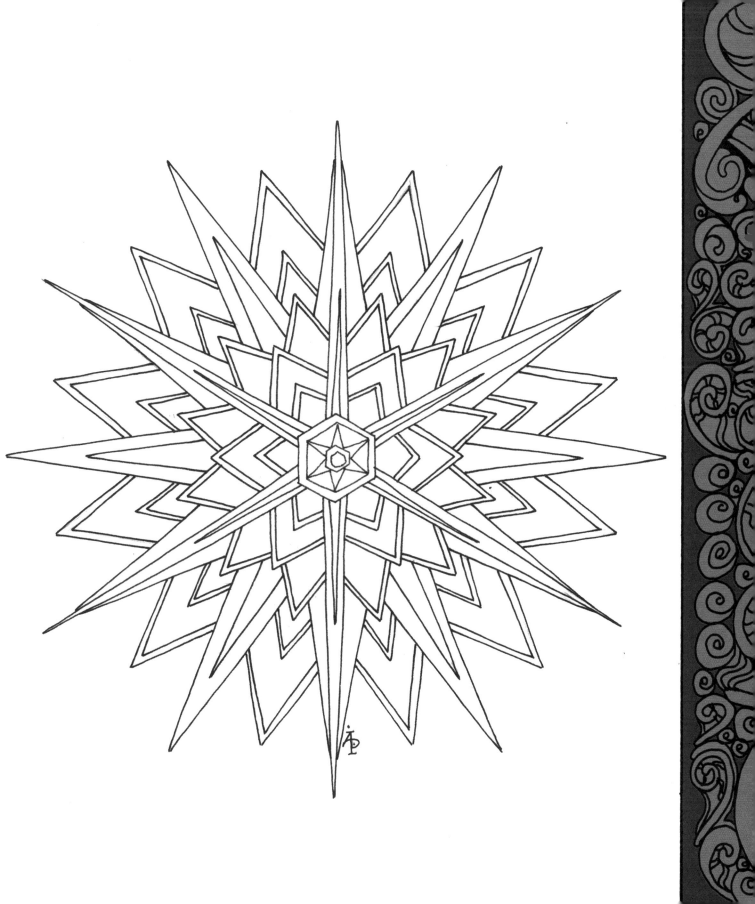

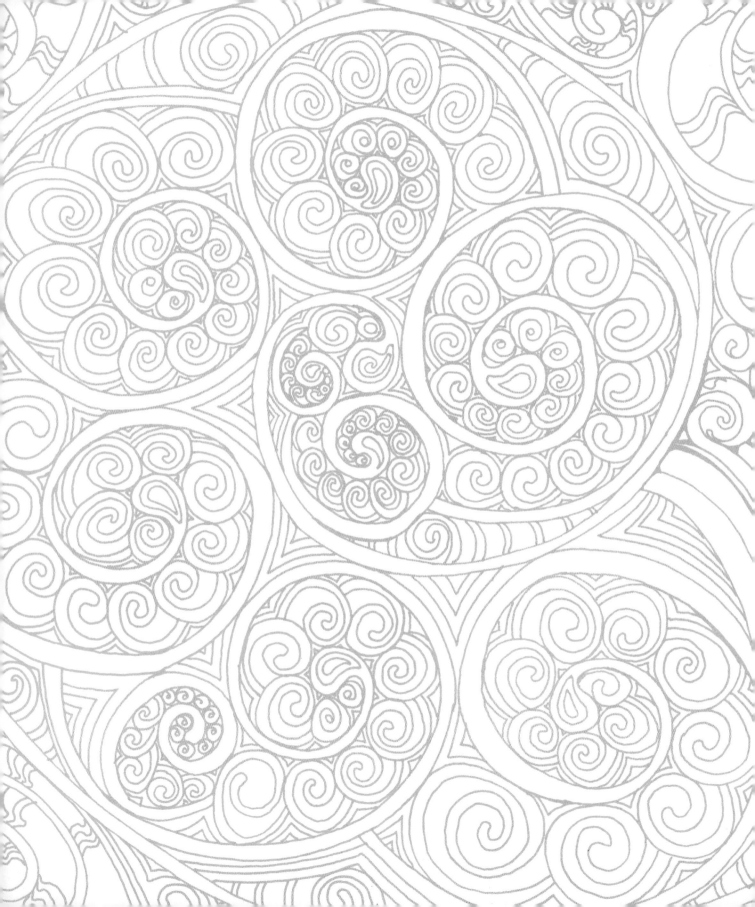

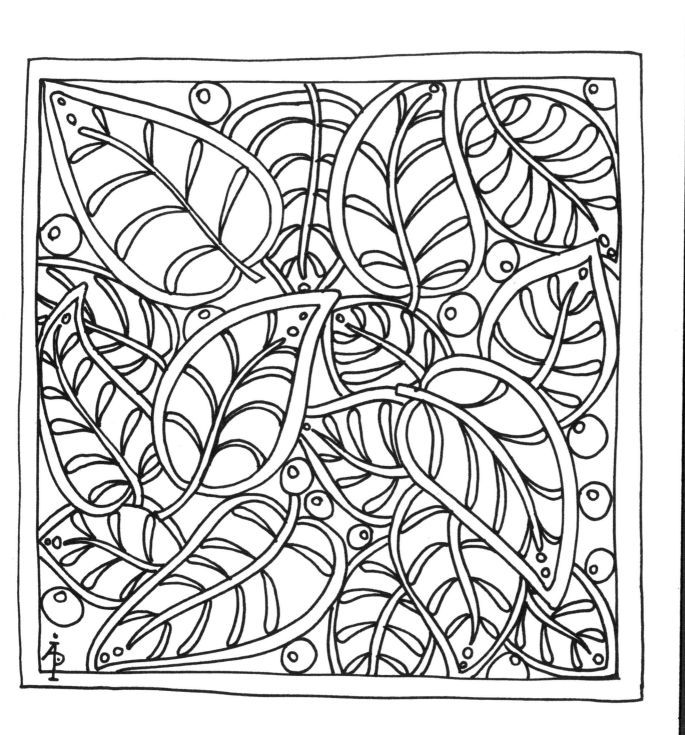

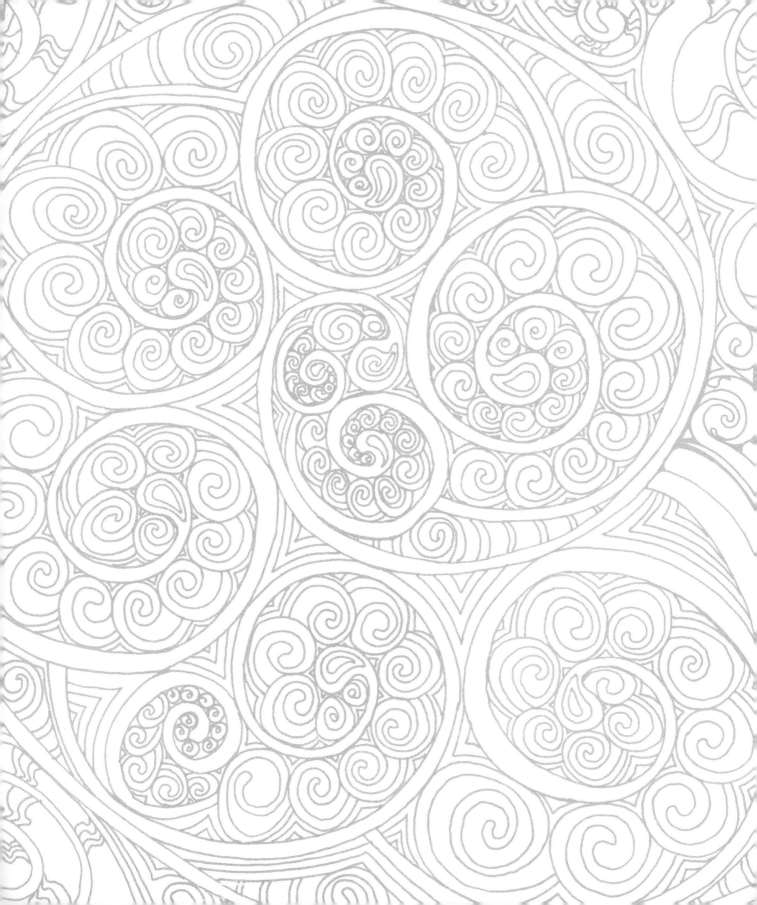

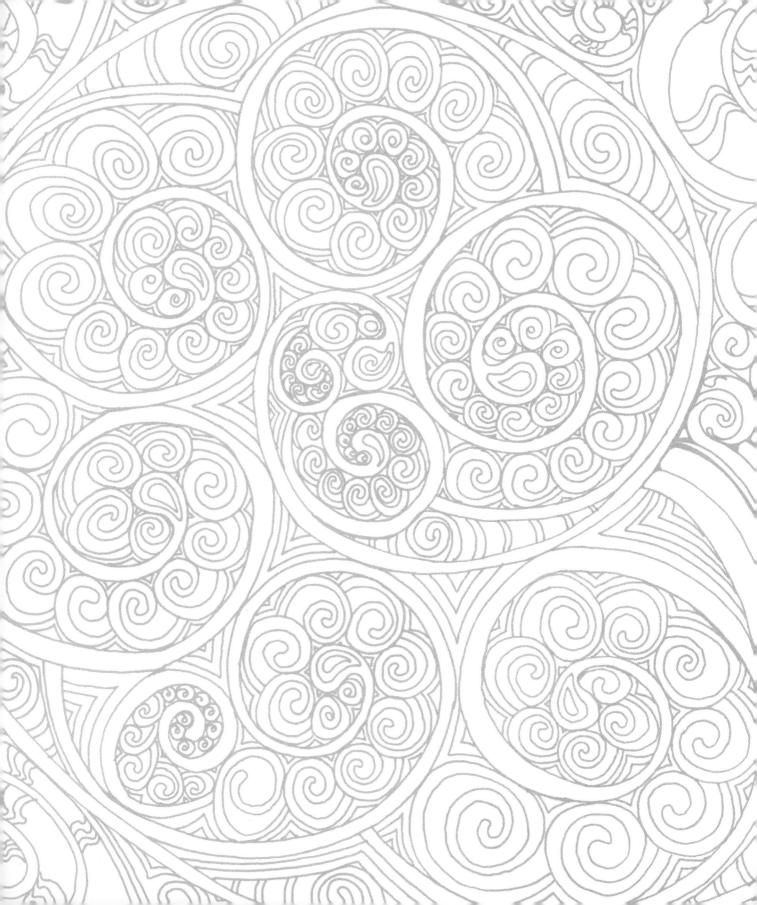

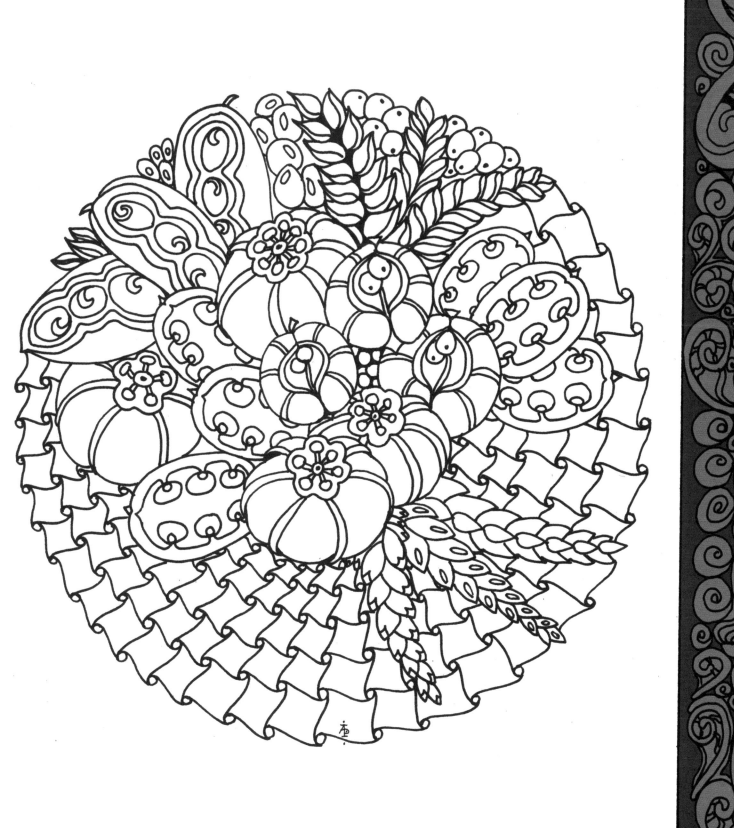

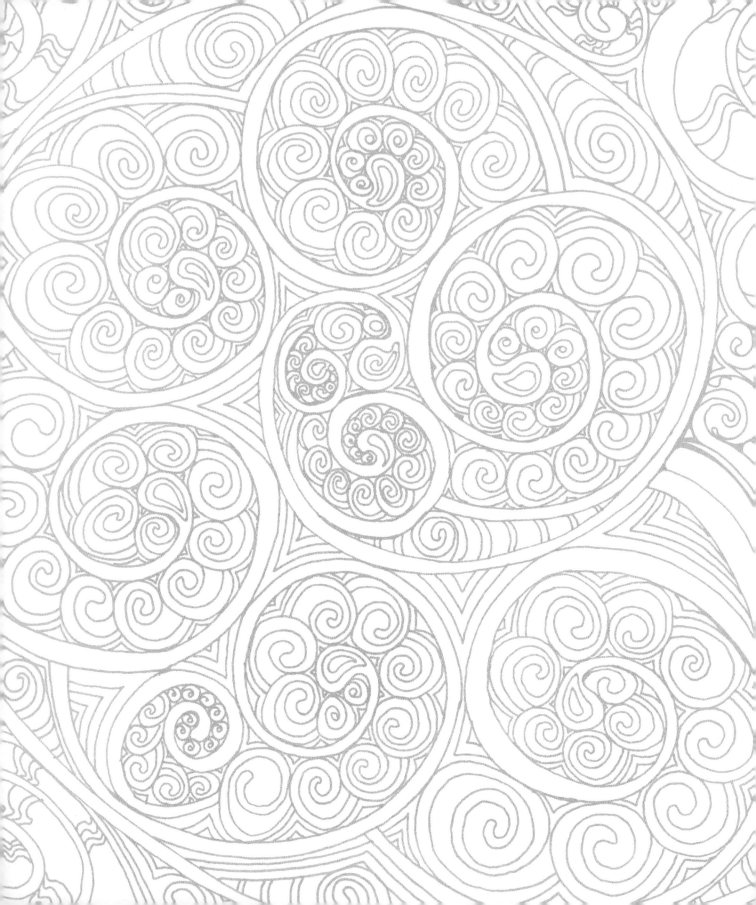

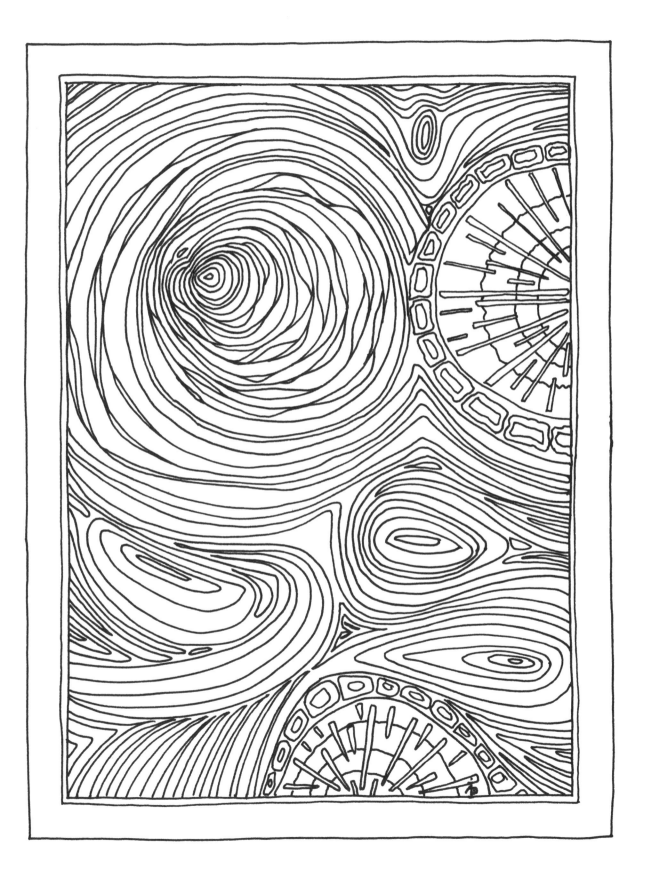

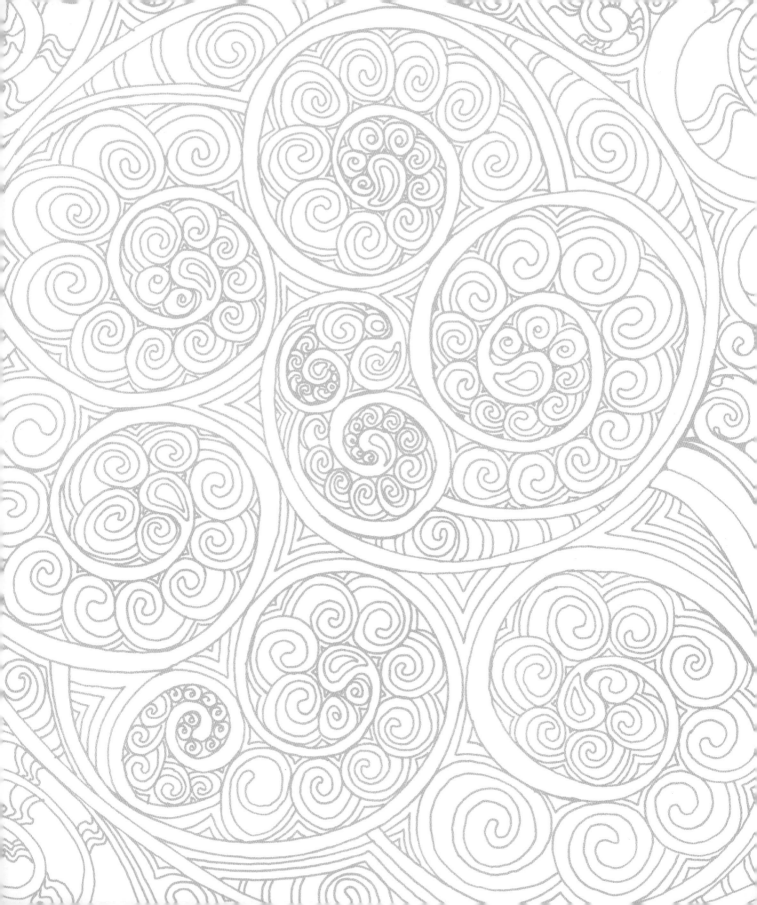

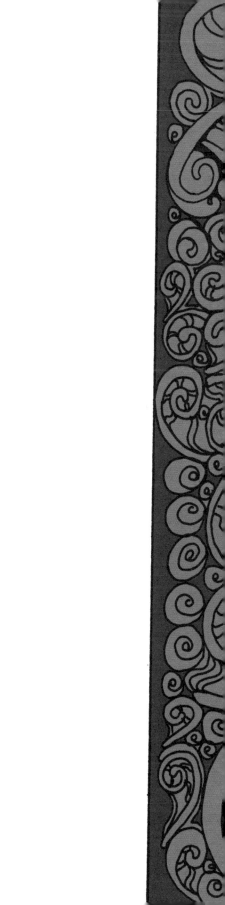

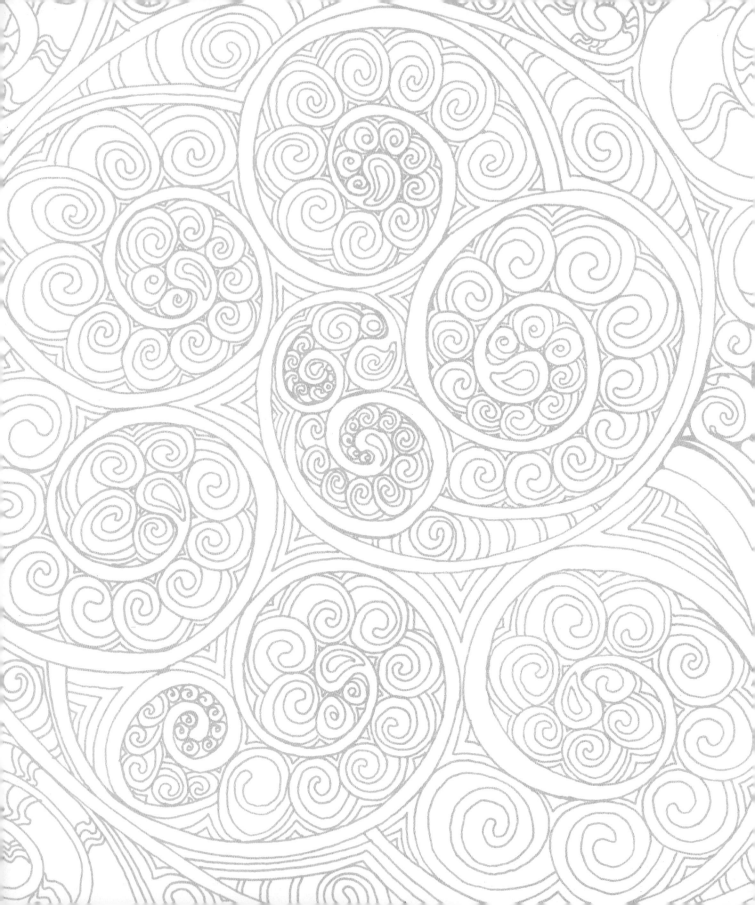